Freddy POTSCHKA

TOUTE LA KINÉSIOLOGIE

Le corps au service de votre santé

Le Souffle d'Or
5 allée du Torrent - 05000 Gap
www.souffledor.fr

Freddy Potschka, fondateur de l'Institut Français de Kinésiologie Appliquée (IFKA) est né en 1949 en Allemagne et vit depuis 1984 en France. Après le travail avec des enfants handicapés il s'oriente à partir des années 80 vers les médecines complémentaires et notamment la Kinésiologie. Il a formé plusieurs milliers de personnes en France, en Europe et au Canada. Son objectif principal est la formation de kinésiologues professionnels (formation sur 3 ans) et l'intégration des aspects pratiques des neurosciences dans la Kinésiologie (états de stress post-traumatique, troubles d'apprentissage).
Freddy Potschka est pionnier en France également avec la Méthode Warnke, approche scientifique pour traiter les troubles centraux d'automatisation (dyslexie). Il est directeur de MediTECH Electronic France depuis 2006.

Couverture : marie@mariethebird.com
Mise en page : A'Prim / Fouras (17)
Impression : Vasti-Dumas / St-Etienne (42)
Imprimé sur de l'offset cyclus

Dépôt légal : octobre 2008
ISBN 978 2 84058 344 8

Le Souffle d'Or
5 allée du Torrent - 05000 Gap
www.souffledor.fr

Remerciements à

John F. Thie
Paul E. Dennison
Gordon Stokes
Frank Mahony
Francis Linglet
Blandine Calais-Germain
Yves Michel
Constanze Potschka-Lang

Table des matières

Troisième partie
La kinésiologie en pratique

Quatrième partie
Les perspectives nouvelles

Préface

Si quelqu'un vous demande « qui es tu ? », vous répondrez probablement par votre nom. Mais si celui qui pose la question s'intéresse à votre personne, et désire savoir qui vous êtes réellement, vous vous rendrez très vite compte que ce n'est pas si simple de répondre tranquillement à une telle question. Et si vous vous employez à trouver une réponse, vous penserez vraisemblablement aux points suivants : vous êtes un homme ou une femme, vous avez tel âge, votre enfance a été heureuse ou non ; vous penserez à votre métier, vos maladies, vos convictions, vos idéaux, vos échecs, vos rêves...

Quand vous essayez de décrire ou de définir votre « moi », « vous tracez en fait mentalement, que vous le vouliez ou non, une ligne ou une frontière dans l'ensemble du champ de votre expérience, et ce qui se trouve de ce côté de cette frontière, vous le nommez votre « moi », alors que vous définissez comme « non-moi » ce qui se trouve de l'autre côté ». (Ken Wilber) Autrement dit, l'identité de votre moi dépend de ce à quoi vous vous identifiez. En un mot, « Qui es tu ? » signifie « Où traces-tu la frontière ? » (Ken Wilber).

« Qui es-tu ? » est une question qui préoccupe l'humanité depuis ses origines et elle est toujours actuelle. C'est peut-être là que nous serions tentés de demander pourquoi. Mais ce n'est pas le sujet de ce livre. Retenons pour le moment l'idée qu'essayer de définir notre identité est une question de traçage de frontières. Nous pouvons aussi en faire une représentation graphique.

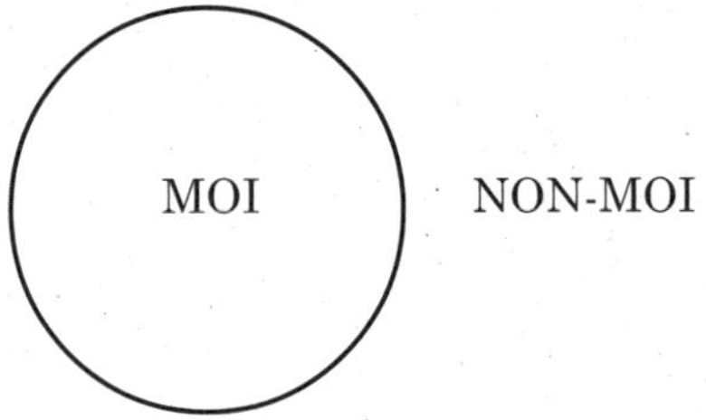

Or, la ligne de démarcation la plus évidente, celle que la plupart, si ce n'est la quasi totalité des êtres humains, trace, est tout simplement la frontière que représente notre propre peau, qui délimite l'ensemble de l'organisme. Cela nous semble tout à fait naturel et normal : vous savez que vous n'êtes pas une chaise, ni une automobile, et que vous n'êtes pas identique à votre propre mère. Jusque-là, vous êtes sans doute d'accord.

La plupart des gens tracent cependant, et cela vous surprendra peut-être de prime abord, une frontière supplémentaire, une ligne de démarcation à l'intérieur de l'organisme global Si cette idée d'une frontière intérieure à l'organisme vous semble étrange, laissez-moi vous poser une question : « Avez-vous l'impression d'être un corps ou avez-vous l'impression d'avoir un corps ? » La plupart des êtres humains croient qu'ils ont un corps, comme s'il leur appartenait, comme si il était leur propriété, de façon très semblable à une voiture, une maison ou n'importe quel autre objet. (Ken Wilber)

Ceci ne signifie rien d'autre que le fait que la plupart d'entre nous nous sentons séparés de notre corps. Nous nous sommes identifiés à une partie du tout, la partie mentale et spirituelle, la psyché ou la personnalité. Le moi et le corps semblent être deux choses différentes, chacune menant sa propre vie. Nous considérons notre corps avec des sentiments mélangés d'un côté il est une source de plaisir, de joie ou même d'extase, mais de l'autre côté il est le lieu des maladies et des douleurs – et il est mortel !

Est-ce que nous ne connaissons pas tous l'impression que notre moi est comme une petite personne assise dans notre tête, et que c'est de cette position hors du corps qu'elle nous donne des ordres et des conseils ? Nous pouvons alors faire un pas de plus, car il existe encore une autre ligne de démarcation. L'être humain peut aller jusqu'à refuser d'admettre « que certaines facettes de son propre psychisme lui appartiennent. Dans le langage des psychologues, cela s'appelle transfert, refoulement, clivage ou projection » (Ken Wilber). Carl Gustav Jung nommait la partie du moi à laquelle on s'identifie la « persona », et il définissait la partie refoulée comme l'« ombre ». Il ne demeure plus alors qu'un ensemble de fragments de l'unité originelle.

Le malheur ou la maladie sont généralement imputables au fait que nous nous sommes tracé des frontières trop étroites, et que nous ne nous sommes identifiés qu'à une partie de notre vrai moi. La partie réprimée, « oubliée », est alors obligée de se faire remarquer par l'intermédiaire d'un symptôme. Il existe dans la vie bien des situations qu'il est impossible de résoudre uniquement avec la tête, à plus forte raison à l'aide d'une seule partie de la conscience.

Nous avons le choix de considérer l'organisme global à l'intérieur de son environnement, ou d'en exclure la plus grande partie de propos délibéré. Pendant que vous lisez ces lignes, votre corps est occupé à gérer simultanément plusieurs millions de processus biophysiologiques. Notre intellect peut à vrai dire lui aussi accomplir des choses étonnantes, mais comparées à la formidable complexité du réseau biologique, ses capacités semblent relativement modestes. La plupart du temps, nous nous comportons cependant comme si c'était l'inverse. C'est la queue qui essaye d'agiter le chien.

Il ne s'agit pas dans ce livre d'envoyer l'intellect au diable. Il a son droit à l'existence. Mais il ne doit pas avoir toute l'importance. Il s'agit bien plutôt de considérer l'esprit et le corps comme deux partenaires égaux, qui forment à leur tour un ensemble qui leur est supérieur. Quand il est question dans ce livre des rapports de la kinésiologie avec le « corps », cela veut dire concrètement que c'est à l'organisme global qu'il est fait référence, autrement dit l'esprit et le corps.

Vous trouverez dans les pages qui suivent une introduction aux fantastiques possibilités de la kinésiologie et de ses différents domaines. Il ne s'agit pas d'un exposé scientifique, mais il n'est pas pour autant possible d'éviter un certain nombre d'expressions spécialisées – même si le langage se veut compréhensible par tous. Vous devrez lire la première partie du livre dans l'ordre des chapitres car ils sont dépendants les uns des autres et constituent une progression. Dans la deuxième partie, je me livre à une présentation des différentes branches de la kinésiologie. Vous pouvez passer de l'une à l'autre, sans perdre d'informations essentielles. La troisième partie est avant tout consacrée à des aspects pratiques, et la quatrième aux perspectives nouvelles qu'offre la kinésiologie.

Chapitre 1.

Historique

L'homme souffre depuis toujours, et c'est depuis toujours qu'il est un thérapeute. A l'aube de son existence, l'humanité était soumise aux dures lois de la nature. Accordons-nous un bref retour en arrière, grâce à l'un des « mass-media » contemporains : le cinéma. La scène d'introduction de « *La Guerre du Feu* » de Jean-Jacques Annaud nous brosse un tableau particulièrement impressionnant de la situation de l'humanité il y a environ 80 000 ans.

À la folle lueur d'un feu de camp, l'un de nos ancêtres est assis, prêtant l'oreille aux bruits venus des ténèbres. Situation oppressante, pleine de dangers, sous la menace permanente de la nature environnante. Un homme en possession du feu, qu'il n'a pas encore appris lui-même à maîtriser. Un homme sur le qui-vive, dans l'attente des ennemis qui le guettent pour lui disputer cette possession.

En s'appropriant le feu, l'homme a arraché à la « nature hostile » un morceau de qualité de vie. Nous pourrions aussi bien dire qu'il a trouvé dans la nature un modèle, qu'il en a appris quelque chose. Comme nous le savons aujourd'hui, le feu n'est pas resté sa seule conquête. Les hommes ont également appris à utiliser les éléments primaires, comme la terre et l'eau, mais aussi les plantes, à des fins thérapeutiques.

L'homme a abandonné son rôle de victime de la nature pour se comporter de plus en plus en partenaire, autrement dit prendre du recul par rapport à l'expérience, et donc en apprendre plus. Et, plus important encore, il a appris à se considérer comme faisant partie de la nature, dépendant d'elle, dans le bon sens du terme. A son école, il a compris qu'elle était un maître, et que si l'on tue le maître, on détruit par la même occasion la source même de la vie. On ne peut scier la branche sur laquelle on est assis.

En adoptant ce point de vue, gardons-nous de tomber dans une sorte de mysticisme naïf, qui consisterait à affirmer que tout allait mieux auparavant. De tout temps ont existé des cultures pacifiques, respectueuses de l'écologie, tandis que d'autres étaient fondées sur la destruction et l'exploitation. Nous en sommes encore à peu près au même point aujourd'hui.

Dans notre tentative de comprendre ce qu'est l'homme, et comment il fonctionne, la question du corps a été et reste la pierre angulaire, la ligne conductrice. Tout ce dont nous faisons l'expérience est aussi vécu simultanément par le corps, parfois comme acteur principal, parfois comme témoin muet. Dans les deux cas, le corps enregistre tout, et il n'oublie jamais rien

Ceci signifie qu'il est extrêmement important, quelle que soit la forme de thérapie, de prendre en compte le corps. Et c'est précisément l'idée de base de la kinésiologie : le testeur (le thérapeute) reste constamment en contact avec le corps de la personne testée pendant le test musculaire. Avant d'aborder dans un chapitre ultérieur les spécificités du test, parlons brièvement des débuts de la kinésiologie.

Au début des années 60, le Docteur George Goodheart, USA, développa une façon radicalement nouvelle de considérer le muscle. Il avait en effet découvert que chaque grand muscle est en relation avec un organe donné. Les organes du corps, à leur tour, sont en relation avec un méridien d'acupuncture très spécifique.

Les méridiens d'acupuncture parcourent l'ensemble du corps à la manière d'un réseau de fils électriques. Selon les conceptions de la médecine traditionnelle chinoise, l'énergie vitale, le Ch'i, circule dans les méridiens. Nous pouvons aussi nous représenter l'ensemble Muscles/Organes/Méridiens comme un circuit fonctionnel : quand George Goodheart traitait un muscle dont la réponse au test musculaire était faible en le renforçant, il parvenait en même temps à améliorer le fonctionnement de l'organe concerné.

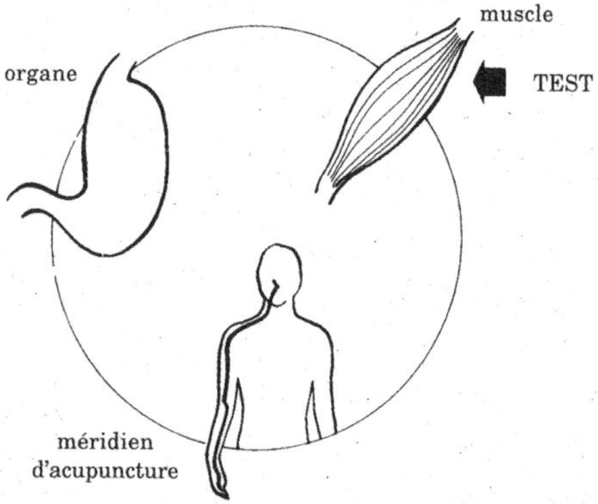

Fig. 2 : Le circuit fonctionnel organe / méridien / muscle

Le circuit fonctionnel organe / méridien / muscle

Une remarque : lorsqu'en kinésiologie nous parlons de muscles « forts » ou « faibles », nous n'entendons jamais par là la force musculaire absolue. Le test musculaire de la kinésiologie cherche exclusivement à savoir si un muscle est capable de soutenir une légère pression.

Dans des circonstances normales ce n'est pas un problème, sinon c'est le signe d'un trouble quelconque. Mais nous en reparlerons plus loin.

George Goodheart et ses collègues découvrirent peu à peu des implications plus profondes. Ainsi pouvait-on établir à l'aide des tests musculaires si la cause de l'affaiblissement d'un muscle était surtout un problème structurel (mécanique), biochimique (nutrition, usage de médicaments) ou psychique.

Grâce aux possibilités offertes par la kinésiologie, les thérapeutes disposent maintenant d'un outil particulièrement utile : un système de feedback corporel. Nous avons appris à poser des questions au corps et à comprendre les réponses qu'il nous donne.

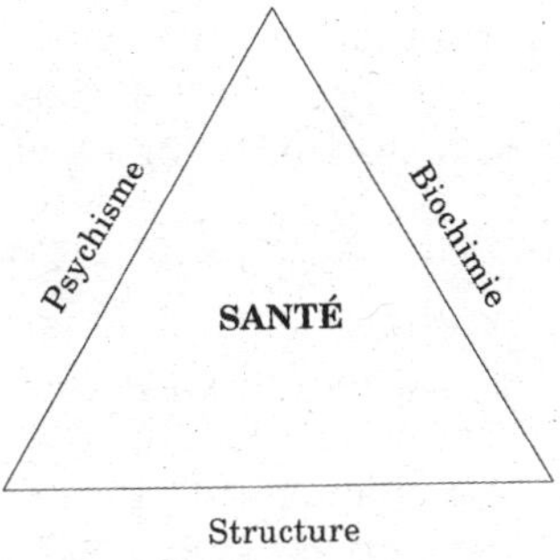

Triade de la santé en kinésiologie

La découverte de George Goodheart, qui est chiropracteur, alla bien au delà de ce à quoi l'on pouvait s'attendre à l'origine, car des domaines comme la diététique, le stress émotionnel, et des techniques comme l'acupuncture et la réflexologie acquirent bientôt une extrême importance. Il devint ainsi impossible de s'en tenir à un traitement purement mécanique du symptôme (pour les problèmes de colonne vertébrale par exemple), le diagnostic et la thérapie devenant plus complexes, plus intégrés dans une approche globale.

Depuis sa naissance au cours des années soixante, la kinésiologie s'est très rapidement développée. A côté de la classique Kinésiologie Appliquée, avec la chiropraxie comme toile de fond, un certain nombre de pratiques commencèrent à se développer en explorant des directions spécifiques, avec pour dénominateur commun l'utilisation des tests musculaires et les techniques de base de la Kinésiologie Appliquée. C'est de ces différents domaines qu'il sera question dans ce livre, et ceci pour deux raisons : d'abord parce que des méthodes d'intervention extrêmement intéressantes et efficaces ont été mises au point, mais surtout parce que ces nouvelles branches de la kinésiologie sont pleinement accessibles à tous ceux qui s'y intéressent, même s'ils ne sont ni médecins ni thérapeutes.

Il existe dans tous ces domaines des stages de formation, et une littérature que l'on peut aborder sans formation préalable, des cours dans la quasi totalité du monde, de l'Amérique à l'Australie, de l'Europe à l'Asie. Si de tels cours vous intéressent – que vous soyez praticien ou non – je vous invite à consulter les nombreux sites internet (comme www.ifka.com).

L'objectif principal de ce livre est d'être une introduction aux méthodes de travail de la kinésiologie, aussi bien qu'une présentation des différents domaines auxquels elle s'applique. Celle-ci n'a nullement la prétention d'être exhaustive.

Chapitre 2.

À la recherche du stress

« Chacun y est soumis, chacun en parle, et pourtant très peu ont pris jusqu'à maintenant la peine de tenter de savoir ce qu'est vraiment le stress au sens propre du terme. » Ainsi s'exprime Hans Selye (1907-1982). S'il n'a pas inventé le concept de stress, il est le principal chercheur dans ce domaine, et il lui a consacré sa vie.

Accordons-nous nous aussi quelques instants pour réfléchir à ce concept si souvent évoqué. Quand nous parlons aujourd'hui de stress, ce n'est pas vraiment dans l'acception parfaitement correcte du terme, car à l'origine la signification du mot est parfaitement neutre. C'est pourquoi Hans Selye établit très clairement la différence entre le stress positif (eustress) et le stress négatif (distress). Lorsque nous disons, dans l'usage habituel, que quelqu'un est stressé, nous pensons en réalité plutôt au stress négatif, de même que quand nous disons « il a de la température », nous voulons dire par là une température inhabituellement élevée, autrement dit de la fièvre. Le stress en tant que tel n'est rien qui doive être évité, de la même manière qu'une certaine température est assurément nécessaire à la vie.

Le stress est bien plutôt la dépense d'énergie nécessaire à l'adaptation à des circonstances perpétuellement changeantes. Même à l'état de repos ou de sommeil, notre corps est encore pour ainsi dire sous stress. Le cour continue à pomper le sang, l'appareil digestif s'occupe du dernier repas que nous avons consommé, les muscles respiratoires élèvent et abaissent la cage thoracique. L'absence totale de stress signifie également la mort. Pourtant, quand nous parlons de stress, nous entendons toujours par là un niveau de stress démesuré, une surcharge de stress.

C'est le physiologue français Claude Bernard qui, dans la première moitié du dix-neuvième siècle, a pour la première fois attiré l'attention sur le fait que les relations dans un organisme vivant (le milieu intérieur) doivent rester dans une certaine mesure constantes malgré les changements d'état du milieu extérieur. Par exemple, la température d'un individu en bonne santé se situe autour de 36,7° Celsius, indépendamment des circonstances ou de la saison, que l'individu en question soit africain ou esquimau. L'Américain Walter Cannon nomma plus tard cet équilibre interne « homéostasie ». Pour rester en bonne santé, on ne doit pas s'écarter trop de cette norme.

Toutes les influences qui génèrent du stress, autrement dit qui mettent l'organisme hors homéostasie, sont désignées sous le nom de stresseurs. Les stresseurs peuvent prendre n'importe quelle forme imaginable : lumière, obscurité, froid, bruit, silence, un aliment, une voix, un visage – la liste peut virtuellement s'étendre à l'infini. « Et, bien que tous les stresseurs soient de nature totalement différente, chacun d'entre eux déclenche en réalité une réaction biologique au stress identique » (Hans Selye).

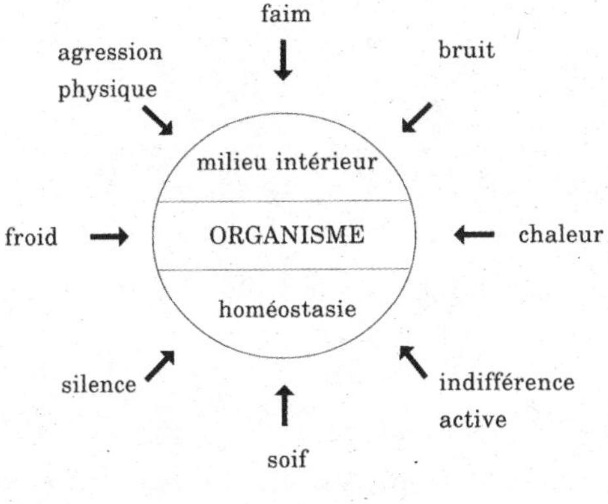

Prenons un autre exemple. Lorsqu'on expose une partie du corps à un froid extrême, les symptômes de refroidissement local se manifestent au bout d'un certain temps, selon la durée et l'intensité du froid. C'est la réaction spécifique du corps. Parallèlement, il existe toute une série de réactions non spécifiques, et ce sont précisément celles dont traite la recherche sur le stress.

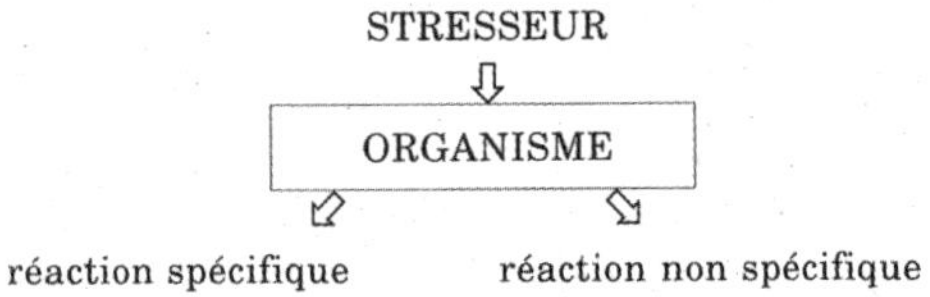

Différents auteurs font mention de l'échelle suivante qui représente le niveau de stress lié à une série d'événements sur une échelle de 0 à 100.

- Mort du partenaire	100
- Divorce	73
- Séparation	65
- Peine de prison	63
- Mort d'un parent proche	63
- Accident ou maladie	53
- Mariage	50
- Licenciement	47
- Réconciliation du couple	45

- Retraite 45
- Changement d'état de santé d'un membre de la famille 44
- Grossesse 40
- Problèmes sexuels 39
- Arrivée d'un nouveau membre de la famille 39
- Changement d'activité professionnelle 39
- Modification de la situation financière 38
- Mort d'un ami proche 37
- Changement de lieu de travail 36
- Augmentation des conflits avec le partenaire 35
- Hypothèque supérieure à 10 000 • 31
- Résiliation d'une hypothèque ou d'un prêt 30
- Changement dans les responsabilités professionnelles 29
- Départ d'un enfant 29
- Dispute avec un parent par alliance 29
- Performance professionnelle exceptionnelle 28
- Début ou arrêt du travail du partenaire 26
- Entrée à, ou sortie de l'école 26
- Changement de conditions de vie 25
- Changement dans les habitudes personnelles 24
- Conflit avec un supérieur hiérarchique 23
- Changement de temps ou de conditions de travail 20
- Déménagement 20
- Changement d'école 20
- Changement de violon d'Ingres 19
- Changement d'activités religieuses 19
- Changement d'activités sociales 18
- Hypothèque ou emprunt inférieur à 10 000 • 17
- Modification des habitudes de sommeil 16
- Changement dans la fréquence des rencontres familiales 15
- Changement des habitudes alimentaires 15

- Vacances	13
- Noël	12
- Infraction mineure	11

Source T.H. Holmes et RH. Rahe
Journal of Psychosomatic Research, 1967

Ces réactions atypiques, stéréotypées, du corps à tout stresseur, constituent ce que Hans Selye désignait aussi sous le nom de « Syndrome d'Adaptation Générale », impliquant par là que même l'homme préhistorique était déjà sujet au fait que la même réaction stéréotypée suivait toujours un effort démesuré : « Il ressentait d'abord toute la dureté de la situation, puis il s'y habituait pendant un certain temps, et enfin il ne pouvait plus la supporter » (Hans Selye). C'est un compte-rendu exact des trois phases du « Syndrome d'Adaptation Générale ».

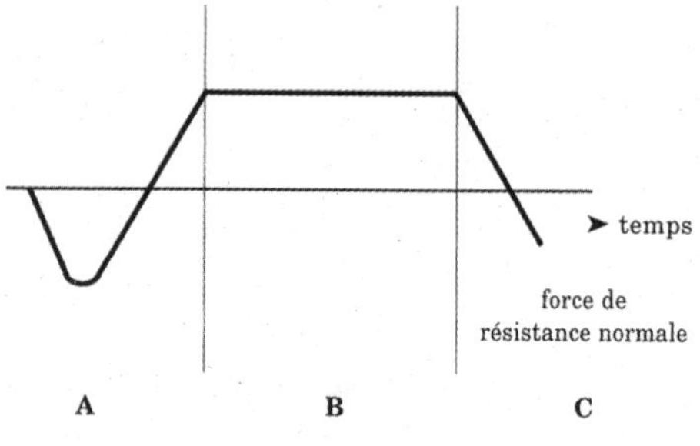

A. La réaction d'alarme

Le corps montre des changements caractéristiques en réponse à l'influence du stresseur (voir plus bas). Simultanément, la résistance s'effondre, et si le stresseur est suffisamment fort (brûlures sévères, froid ou chaleur extrêmes...), la mort peut survenir.

B. Le stade de résistance

Si l'influence permanente du stresseur coïncide avec une adaptation, la résistance s'installe. Les signes physiques caractéristiques de la réaction d'alarme disparaissent, et la capacité de résistance s'élève considérablement au-dessus de la norme.

C. Le stade d'épuisement

Si l'influence du stresseur, à laquelle le corps s'est adapté, continue indéfiniment, survient alors l'épuisement de l'énergie qui permet l'adaptation. Les symptômes de la réaction d'alarme originelle se réinstallent, mais ils ne sont plus réversibles, et l'individu meurt. (Hans Selye).

La réaction biologique au stress consiste en une série de changements organiques : hypertrophie et hyperactivité des surrénales, atrophie du thymus et des ganglions lymphatiques (système immunitaire), et enfin apparition d'ulcères à l'estomac et à l'intestin. Cette liste non plus n'est pas limitative. Nous voyons aussi que le syndrome de stress n'est pas seulement une question de nervosité et d'épuisement, mais qu'il coïncide avec des changements morphologiques et biochimiques importants et parfois dramatiques. Nous aborderons de façon plus approfondie l'adaptation spécifique du cerveau dans un chapitre ultérieur. De tout cela, Hans Selye concluait que la plupart des maladies humaines sont des « maladies d'adaptation », en d'autres termes que ces maladies sont des conséquences du syndrome de stress. Il estimait que la proportion des maladies liées au stress est de 50 à 90 %, chiffres confirmés par la recherche plus récente.

Mais pourquoi parlons nous du stress et de ses conséquences dans ce contexte ? Peut-être en connaissez-vous la théorie depuis longtemps ? Et pourtant une question essentielle continue à se poser : savons-nous toujours si nous sommes ou non sous l'effet du stress ? Nous croyons parfois dur comme fer qu'un aliment nous convient alors que nous y sommes en réalité allergiques. Ou bien une « vieille histoire » existe encore quelque part en nous : sommes-nous vraiment au clair avec elle ou continue-t-elle à travailler dans notre inconscient ? Ou encore avons-nous réellement surmonté les suites de tel accident ou de telle maladie ?

Qui peut répondre à ces questions ou à d'autres interrogations du même ordre ? Notre raison ? En partie, oui, mais pas jusqu'au bout. Un expert, un médecin, un thérapeute ? Souvent, oui, mais pas toujours. Ou bien des techniques modernes d'investigation, comme le diagnostic assisté par ordinateur ? Parfois sans doute, mais...

Le seul expert vraiment fiable dans ce domaine est notre corps. Comme nous l'avons déjà dit, il a tout vécu et tout mémorisé. C'est lui qui est au courant. Il connaît la réponse ! Demandons-la lui donc !

Chapitre 3.

Comment dialoguer avec le corps : le test musculaire

Avant de répondre à la question de savoir comment nous communiquons avec le corps, je voudrais aborder brièvement le fonctionnement des muscles en général.

« Un muscle s'attache toujours sur (au moins) deux os différents (sauf exception). Ses points d'attache sont aussi appelés insertions. » (Blandine Calais-Germain *Anatomie pour le mouvement*)

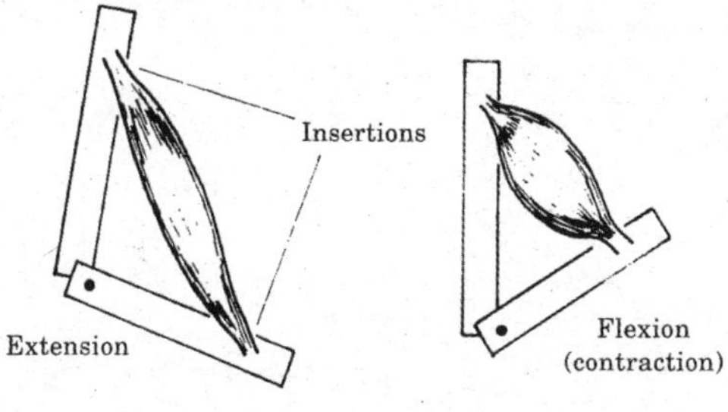

Normalement, le test musculaire de la kinésiologie se pratique sur un muscle en flexion, autrement dit dans la position où la force déployée est maximale, « ce qui produit un épaississement en diamètre et un raccourcissement en longueur » (Blandine Calais-Germain). Mais disons dès maintenant que le test musculaire de la kinésiologie n'est pas une épreuve de force !

L'art du test musculaire

Oui, le test musculaire est un art. Et, comme pratiquement tous les arts, son exercice exige une formation et/ou un entraînement, afin d'atteindre la plus grande perfection possible. Pour que le test musculaire produise des résultats incontestables, il doit être accompli correctement.

Le test ne nous sert qu'à une seule chose déterminer si un muscle donné peut se verrouiller ou non. Ou bien le muscle soutient la pression, ou bien il cède. C'est le principal problème que le débutant rencontre souvent : il utilise trop de force ! A priori, il est à peine croyable qu'un muscle puisse céder à une pression si légère. La plupart des gens appuient plus fort qu'il n'est nécessaire, et c'est souvent la cause et la source de l'échec.

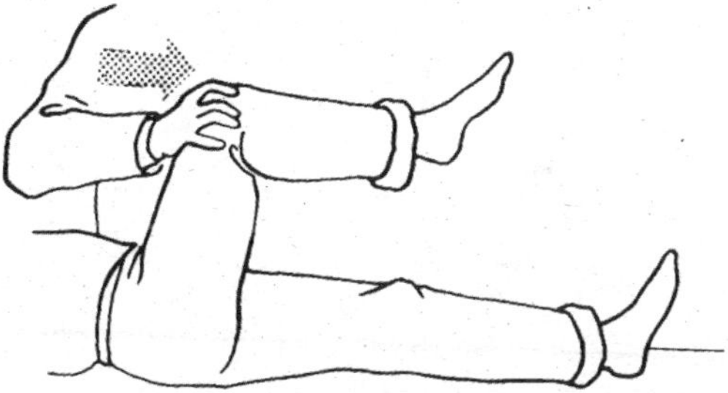

Test du muscle quadriceps

Exemple : Vous testez un muscle habituellement fort, par exemple le quadriceps. Si vous poussez de toute votre force, le muscle semble plus fort, parce que le cerveau active d'autres groupes musculaires, qui viennent au secours du muscle testé, pour résister à une pression trop importante. Mais c'est quelque chose que vous devez éviter. N'exercez pas plus de pression qu'il n'en faut pour déverrouiller. Ce verrouillage du muscle a lieu dans les deux ou trois premiers centimètres. Le muscle a besoin d'un certain temps pour réagir. Il cède d'abord légèrement avant de se verrouiller complètement.

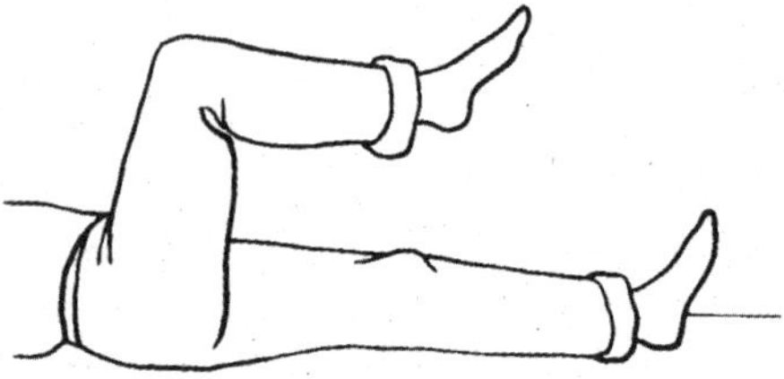

Position de départ

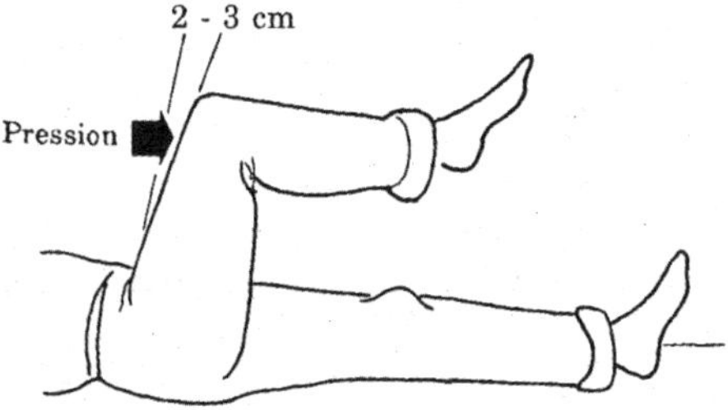

Verrouillage du muscle dans les deux ou trois premiers centimètres

Vous devez considérer ce point comme essentiel dans votre travail avec la personne que vous testez. Votre partenaire et vous-même économiserez ainsi beaucoup d'énergie. Si vous procédez de la façon décrite, vous pourrez tester le même muscle plusieurs fois, en répétant les tests, sans provoquer ni fatigue ni douleur.

Nous en venons ainsi au point suivant : la durée du test. Exercez la pression nécessaire au plus deux à trois secondes, en aucun cas plus longtemps ! Cela n'aboutirait qu'à fatiguer le muscle. J'insiste encore : nous ne recherchons qu'une seule information : le muscle est-il capable ou non de soutenir une légère pression (verrouillage).

Il ne s'agit pas d'un jeu sur le thème « je gagne, tu perds ». Si le muscle tient, tout va bien, sinon il nous donne une indication concrète qui est importante pour le diagnostic et pour la thérapie. Nous en reparlerons plus loin.

Il y a une question qui revient presque toujours : dans quelle mesure le test musculaire est-il fiable ? Le test musculaire de la kinésiologie est un instrument d'investigation des plus fiables et des plus sûrs si, et seulement si, l'on tient compte d'un certain nombre de points précis. Nous avons déjà parlé de la pression et de la durée du test. Il est impossible dans le cadre de ce livre d'expliciter tous les critères. Si vous vous intéressez réellement à la kinésiologie, ou si vous voulez l'appliquer, il vous sera absolument nécessaire d'assister à des cours ! Rien ne remplace la pratique. Personne ne peut apprendre à conduire ou à skier dans un livre, d'autant plus qu'aucune description ne peut rendre entièrement compte de la réalité. Et ce n'est pas la lecture d'un livre de cuisine qui calme la faim.

Il va de soi que l'on peut manipuler un test, le falsifier sciemment (par une pression et/ou une durée trop importantes). Il se présentera toujours un cas où le muscle le plus fort sera faible. Lorsqu'on veut absolument prouver quelque chose, il existe toujours un moyen d'y parvenir. Cela ne met pas en cause l'utilité de la kinésiologie (pas plus que de toute autre méthode), mais seulement l'éthique du testeur. Ceci vaut d'ailleurs aussi bien pour les prétendues sciences exactes et les autres domaines d'application. On peut mal interpréter délibérément une mesure, « négliger » un symptôme sur un cliché radiologique, voire même simplement « oublier » quelque chose. L'histoire de la Science regorge de tels exemples.

Si vous suivez une procédure correcte, il n'y a aucune raison de suspecter les résultats d'un test musculaire : le corps ne ment pas (voir le livre de John Diamond, Le Souffle d'Or).

La définition de la position de test et la direction du mouvement sont elles aussi essentielles. La position de départ est toujours déterminée de telle manière que l'insertion et l'origine du muscle soient aussi rapprochées que possible l'une de l'autre (position en flexion). Reprenons notre exemple du quadriceps : dans la position de départ, le genou est plié selon un angle légèrement supérieur à 90 degrés. La poussée est exercée directement au-dessus du genou, en direction du pied.

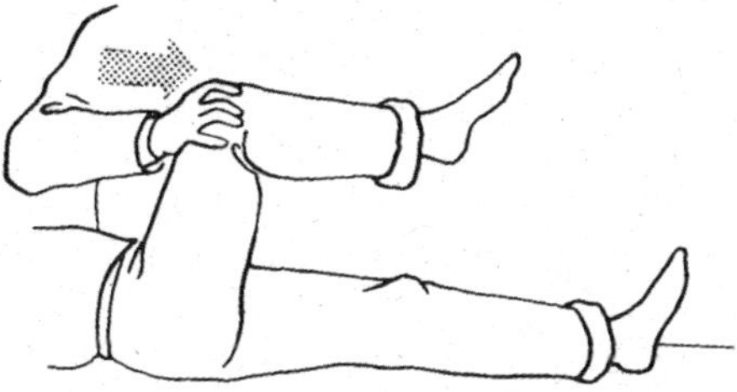

Test du muscle quadriceps

La position de test et la direction du mouvement doivent être très précises, sinon vous courez le danger de tester un autre muscle que celui que vous désirez tester, ou encore de tester tout un groupe de muscles simultanément. Le simple fait de lever le bras active déjà les muscles ci-dessous. C'est pourquoi il faut bien respecter la position correcte.

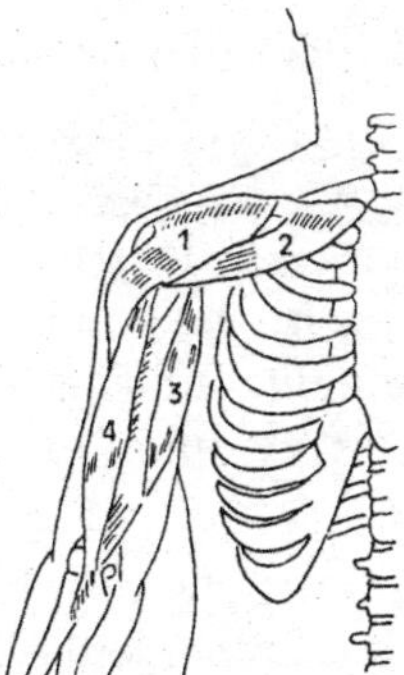

1. *Deltoïde antérieur*
2. *Grand Pectoral claviculaire*
3. *Long Supinateur*
4. *Biceps*

Vous devez aussi vous assurer dans tous les cas qu'il n'existe pas de contre-indications au test d'un muscle particulier (douleurs, suites d'une blessure, d'un accident ou d'une opération) Si vous êtes dans le doute, surtout si vous n'êtes pas un praticien, il est préférable de « voir venir ».

Communiquer avec le corps

Quand vous effectuez un test kinésiologique, vous établissez un dialogue avec le corps de la personne que vous testez. Vous posez une question, et le corps répond. La façon la plus simple de poser une question est le test neutre (en anglais « in the clear »). Votre question, bien que muette, peut se formuler ainsi « Le muscle est-il capable de soutenir la pression du test ? ». Si le muscle se verrouille, la signification est « oui », s'il cède, la réponse est « non ».

Nous verrons plus loin que ce simple test ne se limite pas à fournir des renseignements sur l'état du muscle, mais qu'il sert également d'indicateur pour des aspects plus profonds. Le test musculaire nous donne des informations supplémentaires. Il a de ce fait une fonction symbolique.

Une forme particulière du test musculaire utilise la procédure suivante. La personne testée ou le testeur touche une partie donnée du corps, pendant que l'on effectue simultanément le test. Cette fois, le test nous renseigne sur l'état de la zone en question. Là aussi nous obtenons une information concrète.

Autre possibilité étonnante : la personne testée pense à une situation précise pendant le test. La personne se représente par exemple qu'elle reçoit une lettre du percepteur, ou bien elle pense à un accident qui lui est arrivé, à l'examen qu'elle doit passer le lendemain, ou à son travail. Quand vous aurez terminé le chapitre sur le test musculaire, essayez donc simplement avec quelqu'un. Considérez tout cela d'abord comme une expérience instructive. Peut-être les résultats seront-ils tout à fait surprenants. Il arrive en effet que la réponse au test musculaire soit forte à l'évocation d'une pensée manifestement désagréable, ou le contraire. Laissez-vous donc surprendre !

Je pense que vous avez déjà compris pourquoi nous avons parlé du stress dans le chapitre précédent. Chaque fois qu'un stresseur met le « milieu intérieur » trop fortement en déséquilibre, un muscle auparavant fort devient faible. Le muscle fort était le signe d'un état d'équilibre, que l'on nomme homéostasie. Revenons à notre expérience. Votre partenaire pense à quelque chose de désagréable, à un accident par exemple. Si le muscle reste fort, c'est que cet événement ne signifie plus grand chose pour l'intéressé. Si le muscle faiblit, l'expérience est encore vivante pour lui, sous une forme ou sous une autre. Elle affaiblit non seulement le muscle testé, mais encore la totalité de la personne.

Le phénomène d'inversion est immédiatement observable lorsque les circonstances sont paradoxales. Votre partenaire pense à quelque chose de positif, et pourtant le muscle est faible. Ceci n'est absolument pas en désaccord avec ce que nous avons dit précédemment. Il s'agit cette fois de stress positif. Là aussi, le corps nous dit qu'il a perdu son équilibre interne. La balance penche carrément de l'autre côté.

Le concept d'homéostasie ne peut se comparer à une résistance purement statique. L'harmonie intérieure a une certaine marge de manœuvre. L'exemple de la température du corps explique ceci de façon particulièrement claire. Pendant un exercice sportif, ou lors d'un léger refroidissement, la valeur normale peut varier en plus ou en moins, sans que cela ne pose de problème. Mais si la variation dépasse le seuil normal, nous tombons malades.

Parler de stress en termes de bonne ou de mauvaise influence n'a pas de sens si l'on ne pose pas la question du niveau de stress. Hans Selye nous fournit un exemple impressionnant une mère qui apprend que son fils est mort à la guerre reçoit un grand choc, et aura peut-être une crise cardiaque. Naturellement, la même chose peut se produire, si son fils ressurgit tout à coup chez elle, et lui apprend que la première nouvelle était fausse.

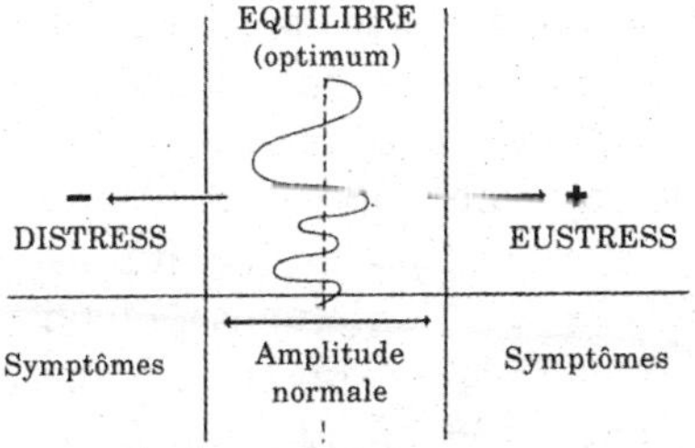

Pour appliquer ceci au domaine de la kinésiologie, nous pouvons ajouter un complément au schéma précédent. Nous savons en effet maintenant que le test musculaire est une mesure du stress.

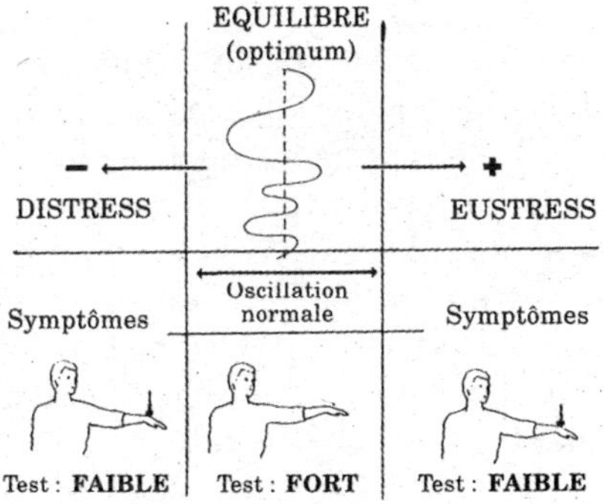

Pré-tests

Si vous devez vous lever très tôt le matin, pour aller à la gare ou à l'aéroport, vous allez probablement « mettre le réveil ». Vous allez vous demander si l'heure et la sonnerie sont correctement réglées, et si les piles fonctionnent encore. Peut-être allez-vous mettre un deuxième réveil, pour être sûr de partir à l'heure. Vraisemblablement, vous n'avez pas confiance en un réveil que vous avez acheté au marché aux puces, et que vous n'avez pas encore essayé.

Si vous vous comportez ainsi, ce n'est pas seulement par souci de logique. Ce qui vous importe en définitive, c'est de ne pas manquer votre train ou votre avion. On pourrait aller jusqu'à dire que vous agissez de façon quasi-scientifique, autrement dit que vous voulez être certain que votre action aura bien le résultat souhaité.

Admettons que vous soyez médecin, praticien de santé ou thérapeute, et que vous travailliez avec des patients, ou que vous soyez un non-praticien, et que vous souhaitiez pratiquer les tests musculaires avec un ami ou un membre de votre famille. Dans tous les cas, il est certain qu'il est de votre intérêt que votre instrument de mesure, le muscle, fonctionne correctement.

L'aiguille qui s'affole : le « switching »

Revenons à notre exemple de l'appareil de mesure. Admettons que vous soyez assis au volant de votre voiture. Vous vous trouvez sur l'autoroute, la chaussée est plane, le compteur de vitesse indique 120 km/h. Soudain, l'aiguille commence à sauter, indiquant tantôt 60 tantôt 160 km/h. Pourtant vous n'avez ni freiné, ni accéléré. Vous conduisez toujours à la même vitesse, absolument rien n'a changé, si ce n'est que le compteur de vitesse est tombé en panne. L'appareil de mesure ne montre plus rien de ce qu'il est censé mesurer. Il n'est plus fidèle (vous ne pouvez plus lui faire confiance). C'est exactement ce qui peut se passer avec le test musculaire.

Exemple : Vous testez le deltoïde. La personne testée tient son bras tendu à hauteur de l'épaule. Vous êtes le testeur, et vous exercez une poussée perpendiculaire, autrement dit verticale. Admettons que le muscle soit fort. Maintenant vous testez successivement de la main droite puis de la main gauche, et ainsi de suite. Si le muscle faiblit quand vous changez de main et qu'il est de nouveau fort quand vous testez avec l'autre main, c'est que la personne se trouve alors en état de « switching ». Pour que l'exemple soit parfaitement clair : vous commencez par exemple à tester de la main droite, et le muscle se verrouille. Puis vous changez, et vous appuyez de la main gauche : le muscle est faible. Vous changez de nouveau – main droite – le muscle redevient fort, et ainsi de suite. Il importe d'alterner rapidement entre la main droite et la main gauche – à une cadence d'environ une pression par seconde.

Si la réaction que vous déclenchez chez la personne que vous testez est exactement celle décrite ci-dessus, vous avez alors affaire à quelque chose de l'ordre du « switching ». C'est un mot anglais qui s'emploie avant tout pour le fonctionnement d'un interrupteur, mais il signifie plutôt ici « mal branché ». Le « switching » est un état de désorganisation neurologique, souvent lié à une confusion mentale à peine perceptible. Le « switching » peut être déclenché par bien des facteurs différents : certains mouvements unilatéraux, un état de stress chronique, le contact du corps avec le métal, surtout dans la région de la tête, les talons hauts, des allergies et bien d'autres choses. On pourrait consacrer un livré entier à ce sujet.

Comme vous le savez peut-être, le corps physique possède un double électromagnétique. Comme tout champ électromagnétique, le corps présente également des pôles opposés un pôle positif et un pôle négatif. Ainsi, par exemple, la main droite est-elle positivement chargée, tandis que la main gauche est négative. Si vous effectuez le test décrit ci-dessus, vous mettez en contact les pôles positif et négatif de votre propre corps avec le champ d'énergie de votre partenaire. S'il existe chez lui un phénomène de « switching », c'est qu'il est pour ainsi dire incapable de compenser la provocation que représente un changement rapide au niveau du champ magnétique. C'est un stress trop important pour lui.

Avant de corriger l'état de « switching », vous devez établir de quelle sorte de perturbation il s'agit. Il existe trois possibilités.

Prenons le quadriceps comme muscle indicateur. Il devrait être fort. La personne testée pose maintenant une main sur son nombril, et touche simultanément de l'autre main deux points situés entre les clavicules et le sternum. Ce sont deux points d'acupuncture nommés Rein 27. Pendant que votre partenaire touche ces points, testez de nouveau le quadriceps. Si la réponse est maintenant faible, c'est qu'il s'agit d'un phénomène de « switching ». Plus précisément, nous avons affaire dans ce cas à une inversion des polarités gauche/droite du corps.

La correction est incroyablement facile, et peut être effectuée aussi bien par le testeur que par la personne testée elle-même. Cette forme de « switching » droite/gauche s'élimine en posant une main sur le nombril, tout en massant énergiquement avec les doigts de l'autre main les deux points-tests situés sous les clavicules. Il est recommandé de recommencer l'opération en changeant de main. La correction dure selon les cas de 10 à 15 secondes environ.

Pour le second test de « switching », il faut toucher dans tous les cas la zone du nombril, et, selon les cas, un point directement au-dessus ou au-dessous de la bouche. Il s'agit de l'extrémité des méridiens Conception et Gouverneur. Si la réponse au test musculaire est faible lorsque l'on touche simultanément les points indiqués, il existe une inversion de la polarité du corps entre le haut et le bas. Pour la corriger, poser une main sur le nombril, l'autre massant les points situés dans la région de la bouche.

On touche maintenant simultanément le nombril et le coccyx, en testant de nouveau le quadriceps. Une réponse faible indique une inversion de la polarité avant/arrière. Pour corriger : une main sur le nombril tandis que l'autre stimule le point situé dans la région du coccyx.

La procédure pour la deuxième et la troisième correction est la même que celle décrite pour la première. Selon le cas, vous massez les points-tests durant 10 à 15 secondes, puis vous recommencez en inversant les mains. Après avoir terminé chaque correction, effectuez de nouveau le test de début, une main sur le nombril, l'autre sur les points-tests. Vous contrôlez ainsi que la correction a bien eu lieu. Si le muscle indicateur est encore faible, répétez les mesures de correction. Le muscle doit maintenant être fort.

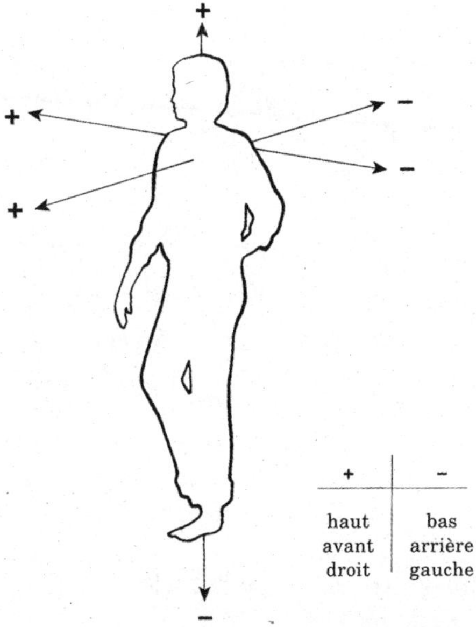

Les polarités du corps

Le test de « switching » est l'un des pré-tests qu'il faut absolument effectuer, avant de s'occuper de questions plus approfondies. Il sert pour ainsi dire d'étalonnage de l'instrument de mesure. Vous vous souvenez que nous voulions nous assurer de la fiabilité du test musculaire.

Si le « switching » n'était pas corrigé d'entrée, il est hautement vraisemblable que nous obtiendrions par la suite des résultats faux ou confus. Le muscle indicateur réagirait alors un peu comme l'aiguille du compteur de vitesse en panne.

Il existe encore toute une série de pré-tests (hydratation, ionisation, etc.), qui sont eux aussi très importants, mais nous ne pouvons les aborder dans le cadre de ce livre. Comme nous l'avons déjà dit, un livre ne saurait remplacer une formation. La raison pour laquelle je me suis décidé à écrire celui-ci est que je souhaitais vous offrir le plus possible de points de départ et de références. Je l'ai conçu comme une introduction au domaine de la kinésiologie. Si cependant vous souhaitez travailler dès maintenant avec les tests musculaires sans effectuer de pré-tests, vous devrez au moins intégrer le test de « switching » à votre travail.

Ceci constitue aussi un avertissement à l'adresse de ceux qui croient que la kinésiologie consiste uniquement à effectuer rapidement un test, sans autre préparation ni clarification pour la personne testée, puis à en tirer des conclusions approfondies. Songez-y bien. La kinésiologie peut apporter beaucoup de satisfactions, et elle a déjà aidé des centaines de milliers de personnes dans le monde entier, mais elle n'a rien d'un jeu.

Le principe de base de la kinésiologie

En commentant le phénomène de « switching », nous avons également introduit le principe de base, la méthode de travail de la kinésiologie, que nous retrouverons en Touch for Health, en Kinésiologie Appliquée et dans d'autres branches de la kinésiologie. Le déroulement d'une séance comporte toujours trois étapes.

1. Le test d'entrée

Vous voulez obtenir une information précise sur la personne testée, et vous posez des questions au corps. Vous voulez par exemple déterminer si un méridien d'acupuncture donné est en déséquilibre, ou si la personne présente une réaction allergique à un aliment, ou si le souvenir d'un événement du passé est encore chargé de stress. Le corps répond par oui ou par non grâce au test musculaire. Cette première étape représente le bilan.

2. La correction

Si le premier point est déjà pour vous un acquis fantastique – vous obtenez directement du système de feedback corporel à des questions souvent très complexes, et ceci sans l'aide d'aucun appareil coûteux, – le deuxième montre à tous l'absence de prétention et la complémentarité de la kinésiologie par rapport aux autres techniques. Admettons que vous ayez effectué le test d'entrée, et que vous ayez obtenu une information précise. Au niveau de la correction, vous pouvez maintenant choisir d'employer les techniques spécifiques de la kinésiologie ou celles de votre propre domaine.

Laissez-moi expliquer ceci à l'aide de quelques exemples. Si l'utilisateur est médecin, il a le choix entre une intervention allopathique (comprimés, piqûres, rayons), un traitement homéopathique, ou une thérapeutique naturelle. Il va de soi que ceci implique que le médecin peut s'en tenir à son répertoire classique s'il juge que celui-ci est plus approprié.

Il en va de même en psychologie. Le thérapeute peut choisir une méthode de thérapie classique ou tendre vers d'autres techniques comme la Programmation Neurolinguistique. Il est donc clair que rien ne vous oblige à abandonner les ressources de votre métier pour pratiquer la kinésiologie.

3. Le contrôle

C'est là que cela devient vraiment captivant. Car avec le test de contrôle, qui clôture la procédure, vous pouvez vérifier immédiatement que votre action a produit un changement positif. Vous avez par exemple traité un méridien d'acupuncture, une allergie ou un problème de stress émotionnel. Vous refaites maintenant le même test (test d'entrée) depuis le début, comme nous l'avons vu pour le « switching ». Si le muscle se comporte différemment après la correction, c'est que le résultat est un succès. Le muscle qui était faible avant la correction est maintenant fort.

Voici maintenant un point d'une extrême importance. Je ne connais pas d'autre méthode qui permette de vérifier le succès du traitement, directement après la correction, d'une manière aussi simple, aussi rapide et aussi précise, surtout lorsqu'il s'agit de domaines tels que les questions psychologiques, les problèmes d'énergie ou les réactions biochimiques.

Encore un point très important. La kinésiologie implique toujours deux personnes un testeur et une personne testée, un thérapeute et un patient. Mais ce n'est pas l'autorité du testeur (du thérapeute) qui décide et porte des jugements, c'est le corps de la personne testée. Elle fait elle-même l'expérience, elle ressent et elle voit sans autre intermédiaire que c'est son muscle qui est fort ou faible. Il s'agit d'une thérapeutique démocratique, dans la véritable acception du terme, d'un processus entre deux partenaires égaux en droits. Ceci éclaire aussi en partie bien des réussites inhabituelles au cours ou à l'issue d'une session de kinésiologie. C'est la personne testée elle-même qui ressent directement que quelque chose a changé dans un sens positif. Elle le sait

Mais elle ne le sait pas de la même façon que lorsque le résultat provient d'un rapport anonyme de laboratoire ou du système de croyances du thérapeute. La personne testée a vécu le processus de changement dans son propre corps. Et c'est une expérience émotionnelle, une reconnaissance immédiate, un effet « haha », un ancrage.

Résumons encore une fois le principe fonctionnel de la kinésiologie en une vue d'ensemble.

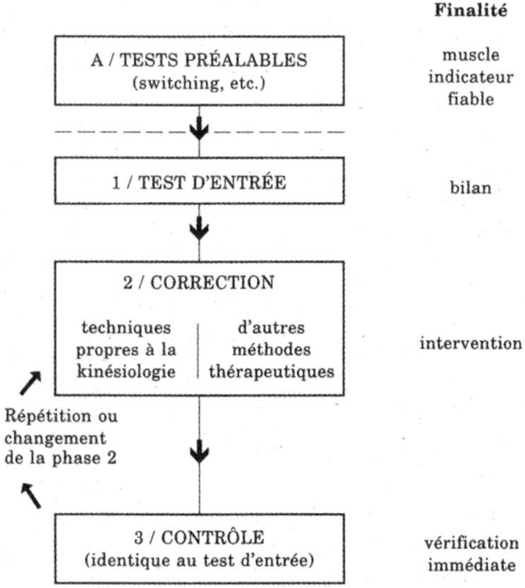

Le principe fonctionnel de la kinésiologie

Deuxième partie

Les différentes branches de la kinésiologie

Chapitre 4.

La relation muscle-organe-méridien d'acupuncture : la Santé par le Toucher du Dr John F. Thie

Peu de temps après avoir suivi mon premier cours de Touch for Health (La santé par le toucher), j'allai rendre visite à ma mère. Je ne savais pas encore grand chose en kinésiologie, mais j'étais très enthousiasmé par ce que j'avais appris, et j'étais décidé à l'essayer sans réserves. Ma mère me semblait un objet de recherche privilégié, car elle souffrait depuis des dizaines d'années de rhumatismes, ainsi que d'une restriction de mobilité considérable dans la région des épaules.

Je lui demandai d'essayer de lever son bras droit. Elle n'arriva pas à lever la main à hauteur de sa tête. En outre le mouvement était accompagné de douleurs. A l'aide de quelques tests, je pus déterminer que son deltoïde était faible. Je massai pendant quelques secondes certains points précis à droite et à gauche du sternum, et fis de même de l'autre côté dans la région de la colonne vertébrale. Le tout dura à peine une minute.

Puis je lui demandai à nouveau de lever le bras. À son immense étonnement, le bras se leva de lui-même à hauteur de sa tête, et ceci sans aucune douleur. Commentaire spontané de ma mère : « Il y a quinze ans que je n'avais pas pu le faire. »

Des expériences comme celle-ci ne sont absolument pas exceptionnelles lors d'un programme « Touch for Health ». C'est le Docteur John F. Thie, de Californie, qui en a fait un système simple à utiliser par les praticiens. John F. Thie et George Goodheart se rencontrèrent pour la première fois en 1967, à l'occasion d'un congrès de chiropracteurs à Los Angeles. Ce fut le début d'une collaboration qui dura de nombreuses années. Il fut bientôt très clair pour le Dr Thie que la Kinésiologie Appliquée représentait non seulement un potentiel précieux pour le chiropracteur, mais encore qu'elle pouvait être d'une extrême importance au niveau de l'éducation sanitaire et en tant qu'ensemble de mesures préventives entre les mains des non-praticiens.

Ses travaux aboutirent à la création de la Fondation « Touch for Health » à Pasadena (Californie), et à la publication d'un livre sous le titre de « *Touch for Health* » en 1973.

Le Touch for Health a ses origines dans la Kinésiologie Appliquée, qui est elle-même fondée entre autres sur la chiropraxie. Le public français connaît mieux en règle générale l'ostéopathie que la chiropraxie. Même s'il y a des différences entre ces deux approches, il existe malgré tout beaucoup de points communs. Le point central de la chiropraxie est l'état de la colonne vertébrale qui protège et soutient une part importante de notre système nerveux central. Si les vertèbres ne sont pas « à la bonne place », l'énergie vitale ne peut plus circuler librement dans le corps, les voies nerveuses sont bloquées, et il en résulte différentes sortes de troubles fonctionnels.

Dans le cadre de ses recherches, George Goodheart découvrit qu'il n'est pas toujours nécessaire de « remettre les vertèbres en place » pour ainsi dire de force. Puisque les vertèbres sont soutenues par des muscles, il est très important que ces muscles présentent un tonus correct. « Les muscles travaillent sur la base d'un jeu de contractions et relâchements (extensions). Quand un muscle se contracte, le muscle antagoniste devra se relâcher pour garder un équilibre harmonieux. Voilà la préoccupation de la kinésiologie Appliquée : l'équilibre des forces entre des muscles antagonistes. Mieux les muscles fonctionnent, meilleur est l'état de la colonne vertébrale, et mieux sont transmises vers le corps les impulsions venant du système nerveux central. »

(Coby Schasfoort : *Regard sur la dyslexie, regard sur la difficulté d'être*).

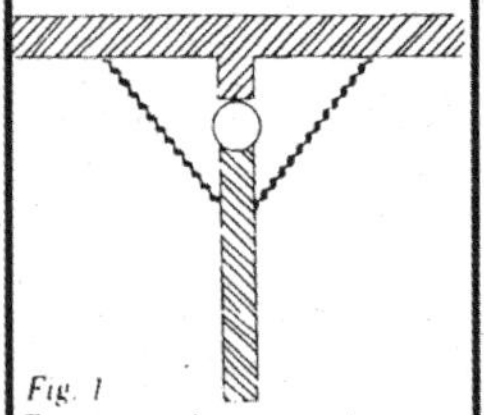

Fig. 1
Tonus normal

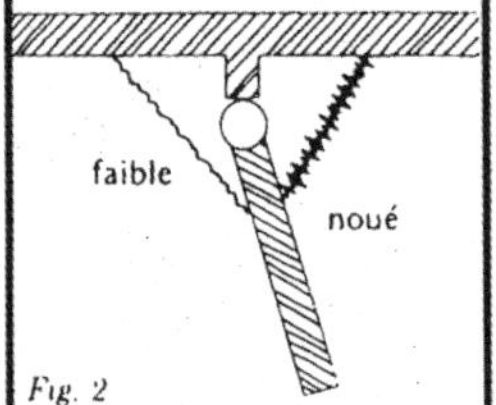

Fig. 2
Opposition à une faiblesse

Le mieux est de comparer ce processus à l'exemple d'une porte battante, qui est maintenue en position par deux ressorts de force égale, et qui revient automatiquement à la position de départ après chaque mouvement. Cette porte « peut se balancer des deux côtés (Fig. 1) aussi longtemps que la tension sur les deux ressorts est égale, car le système est équilibré. Si cependant un ressort s'affaiblit, le ressort opposé se tend, se contracte, compensant la faiblesse correspondante (Fig. 2). Aucune quantité d'huile sur le ressort contracté ne rétablira le système. Il faudrait remplacer ou renforcer le ressort faible. Il en est de même avec les muscles du corps humain ». (John F. Thie : La *Santé par le Toucher*).

George Goodheart n'éprouvait donc que peu d'intérêt pour le traitement d'un muscle douloureux, préférant de beaucoup chercher les possibilités de renforcement des muscles faibles.

Le système neuro-lymphatique

Certains travaux préliminaires dans cette direction avaient déjà été accomplis par deux Américains. Le premier était le Docteur Frank Chapman, qui, au début du XXe siècle, découvrit toute une série de points réflexes lymphatiques, que l'on nomme maintenant points-réflexes de Chapman. Dans les années trente, ses travaux furent approfondis par les docteurs Link, Owens et Small.

« H. Small fit une dissection au Collège Ostéopathique de Chicago, sous la direction de Charles Owens. Ils choisirent de chercher les points de Chapman au niveau du thorax, près du sternum. Ils découvrirent que cette petite induration sensible est constituée dans le tissu lymphoïde... L'induration ainsi trouvée se comporte comme un récepteur sensitif qui, lorsqu'il est hyper-excité, diminue le flux lymphatique dans les ganglions pectoraux (via le canal thoracique à gauche et la grande veine lymphatique à droite). Lorsqu'il est traité, il permet une dilatation des vaisseaux lymphatiques et un meilleur drainage des organes situés dans la région de la zone métamérique concernée... Le résultat principal du traitement des points réflexes de Chapman est de :

1. mobiliser les hormones dans la circulation afin qu'elles puissent agir à l'endroit où elles sont attendues,
2. mobiliser le retour de ces substances ou de celles qui doivent remettre la glande en fonction, afin qu'il n'y ait ni excès, ni manque de ces produits essentiels,
3. mobiliser les « déchets empoisonnés », comme disait Still, et les évacuer, afin que le corps ne meure pas de « petite mort ».

(Daniel Fernandez, Paul Raymond : *L'Ostéopathie*)

Le système lymphatique est, en effet, extrêmement important. Il comporte les vaisseaux lymphatiques, les ganglions lymphatiques et les capillaires. Un système de valves n'autorise le flux lymphatique que dans une seule direction. Le système lymphatique est absolument nécessaire à la vie, et sans lui nous serions morts en l'espace de vingt quatre heures. L'illustration suivante montre les principaux flux lymphatiques du corps.

Les travaux de Frank Chapman et de ses collègues furent modifiés et approfondis en 1965 par George Goodheart, avec sa découverte de la corrélation des points réflexes de

Chapman avec des muscles particuliers. Dans la terminologie « Touch for Health », on appelle les points réflexes de Chapman les « **points-réflexes neurolymphatiques** ».

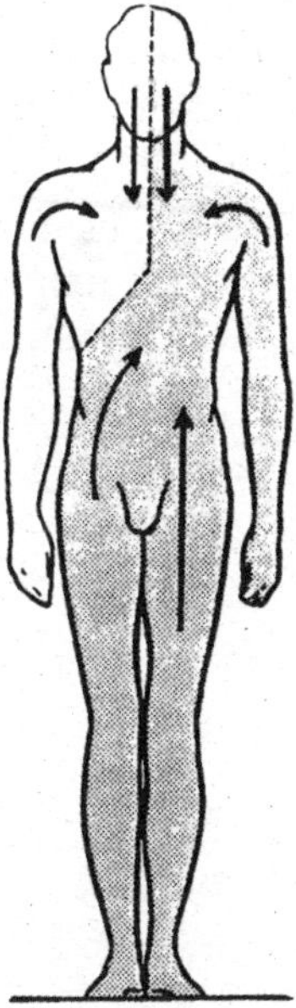

Remarque : seulement une petite partie du corps est drainée du côté droit, la grande majorité à gauche.

On peut se représenter les points-réflexes neurolymphatiques comme des sortes de commutateurs. Si on les stimule durant quinze à vingt secondes, on peut pour ainsi dire déclencher le flux lymphatique. On active ainsi de façon évidente toute une chaîne d'impulsions, qui permettent au corps de se remettre à mieux fonctionner. Un résultat particulier en est qu'un muscle faible, muscle en relation avec un point réflexe donné, devient immédiatement plus fort. C'est précisément ce que cherchait George Goodheart : comment rétablir l'équilibre entre certains groupes de muscles.

En Touch for Health, l'utilisation des points-réflexes neuro-lymphatiques est la méthode la plus fréquemment employée pour le renforcement musculaire. Le Docteur Thie la recommandait dans tous les cas, car le système lymphatique participe entre autres à l'élimination des déchets métaboliques. Et puisque nous vivons dans un environnement fortement pollué, le système lymphatique est souvent surchargé.

L'illustration suivante montre la localisation de l'ensemble des points réflexes neuro-lymphatiques et leurs relations avec certains muscles.

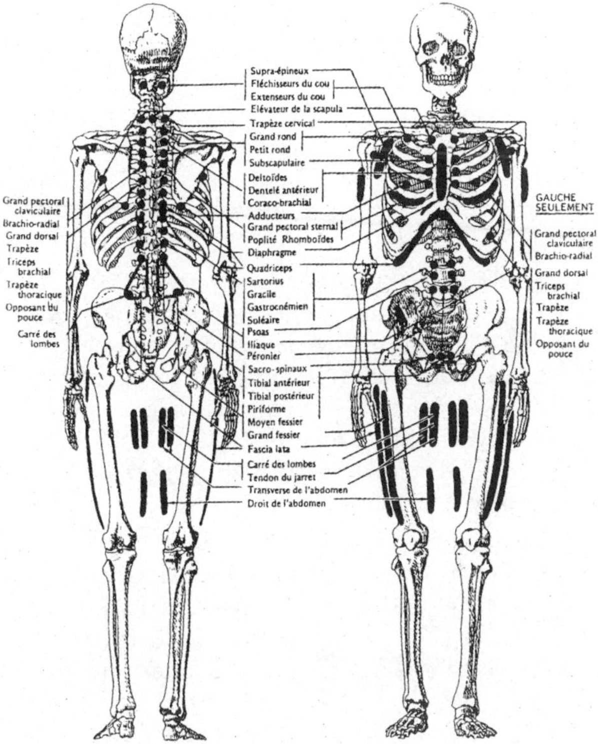

Les points neuro-lymphatiques
John F. Thie : la Santé par le Toucher

Le système neuro-vasculaire

L'autre précurseur de la Kinésiologie Appliquée, aussi bien que du Touch for Health, fut le Docteur Terence Bennett. Il découvrit qu'en stimulant certains points du crâne, on pouvait influencer la circulation sanguine dans certains organes. En Touch for Health, l'on nomme ces points « **points neurovasculaires** ».

Le Docteur Bennett observa les résultats de la stimulation des points neurovasculaires à l'aide d'un fluoroscope. Il rendit ainsi un grand service à la recherche, tout en se préparant une mort prématurée par « empoisonnement aux rayons », les dangers d'une telle méthode d'investigation n'étant pas suffisamment connus à son époque.

Dans les années soixante, c'est encore une fois George Goodheart qui découvrit qu'on pouvait également renforcer un muscle faible à l'aide des points-réflexes de Bennett. Les résultats des recherches de Bennett purent d'ailleurs être confirmés par George Goodheart à l'aide du bio-feedback et de la thermographie. En stimulant les points neurovasculaires, il est possible d'influencer la circulation sanguine par l'intermédiaire de la peau et du système nerveux. Quand les stresseurs de toutes sortes perturbent et détournent la circulation sanguine dans le corps, on peut rééquilibrer

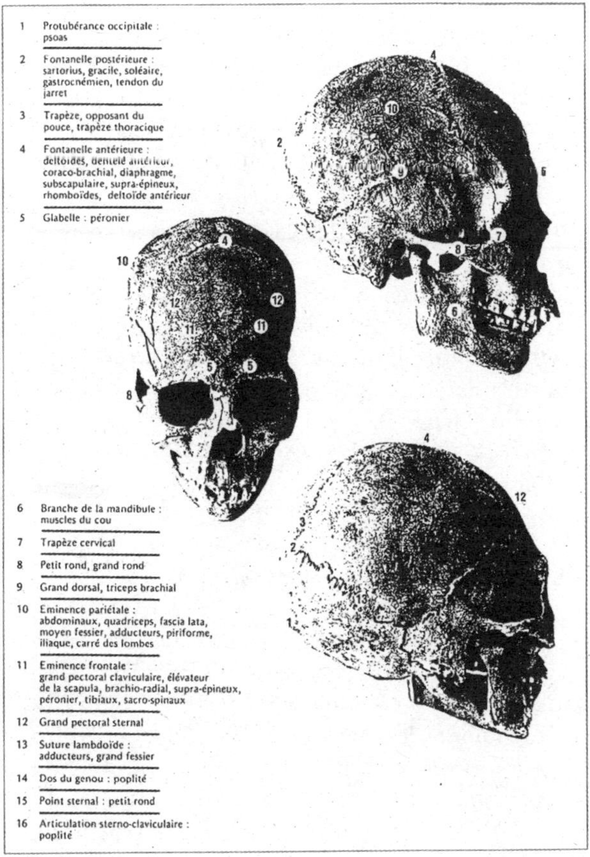

Les points neuro-vasculaires
John F. Tie : la Santé par le Toucher

l'ensemble du système neuro-vasculaire par la stimulation des points neurovasculaires. Il s'agit là d'un toucher léger, sans qu'il soit nécessaire d'exercer une pression. C'est le Touch for Health dans le véritable sens du terme : la santé par le toucher. Nous reviendrons dans le cours de ce livre sur les rapports de ces points avec le cerveau.

Le Touch for Health utilise d'autres techniques de renforcement que les deux méthodes que j'ai décrites. Mais il est impossible d'aller plus loin dans cet ouvrage où il s'agit avant tout de comprendre les principes de base. Pour une étude plus approfondie, je vous suggère de vous reporter au livre de John F. Thie : « *La Santé par le Toucher* ».

Le système des méridiens

Au lieu de remettre en place de force une vertèbre, par exemple, par une manipulation mécanique, le Touch for Health, comme la kinésiologie, dispose d'autres moyens. Si un test a permis d'identifier un muscle faible, on peut renforcer celui-ci par la stimulation d'un point neurovasculaire ou neuro-lymphatique, par exemple. Le muscle travaille alors de lui-même, sans qu'il soit besoin de traiter le point qui pose problème.

Soyons de nouveau très clairs : quand il est ici question de muscles faibles, cela n'implique strictement aucune référence à la force musculaire absolue. La faiblesse est l'expression d'un blocage dans le flux d'énergie. Il existe des personnes qui possèdent une très grande force physique, les haltérophiles par exemple. Quand on les teste, il peut nous arriver de trouver des muscles faibles au sens de notre définition : elles se trouvent donc momentanément en état de déséquilibre. Il existe en revanche des personnes qui disposent de peu de force physique, les petits enfants par exemple, et dont les tests ne montrent aucune « faiblesse », car elles sont équilibrées du point de vue énergétique.

Aux yeux de la médecine traditionnelle chinoise, la vie au sein d'un organisme est rendue possible et maintenue par le flux de l'énergie vitale universelle, le Ch'i. Si la libre circulation de l'énergie est bloquée, il en résulte troubles et maladies. Si elle s'arrête complètement, cela signifie la mort. Nous prenons l'énergie primitive par la respiration et la nourriture, et la distribuons dans tout le corps à travers les méridiens, une sorte de système de canaux ou de conduites pour l'énergie, le Ch'i. Si vous préférez appeler cette énergie autrement, par exemple élan vital, prana, force odique, etc., faites-le. Nul n'a besoin de se convertir au Taoïsme pour travailler de façon satisfaisante avec le système des méridiens.

La comparaison avec un système de canaux est d'ailleurs particulièrement appropriée. Regardez l'illustration suivante qui montre le système des méridiens (12 méridiens principaux). Vous constaterez que l'énergie circule dans une direction bien particulière.

Suivons maintenant le cercle un peu plus précisément. Commençons par le méridien Estomac. Il commence exactement sous les yeux. De là l'énergie descend jusqu'au deuxième orteil (point terminal). Dans le voisinage immédiat, au niveau du gros orteil, commence le méridien suivant : Rate-Pancréas. Il remonte jusqu'au côté de la cage thoracique et s'arrête. Puis nous trouvons le méridien du Cour, qui commence aux aisselles et se termine au petit doigt. Nous faisons maintenant un grand saut jusqu'au « dernier » méridien, celui du Gros Intestin. Il se termine à côté des ailes du nez, qui sont proches de l'endroit où nous avons commencé notre cercle, avec le méridien Estomac. Le cercle est maintenant fermé.

Le souci d'exactitude doit nous pousser à ajouter que tous les méridiens sont doubles, autrement dit qu'il existe un méridien Estomac, Rate-Pancréas, Cour, etc., du côté droit et du côté gauche du corps. En Touch for Health, nous travaillons avec les douze méridiens principaux, aussi bien qu'avec les méridiens extraordinaires (Conception et Gouverneur) qui forment eux aussi leur propre cercle. Nous

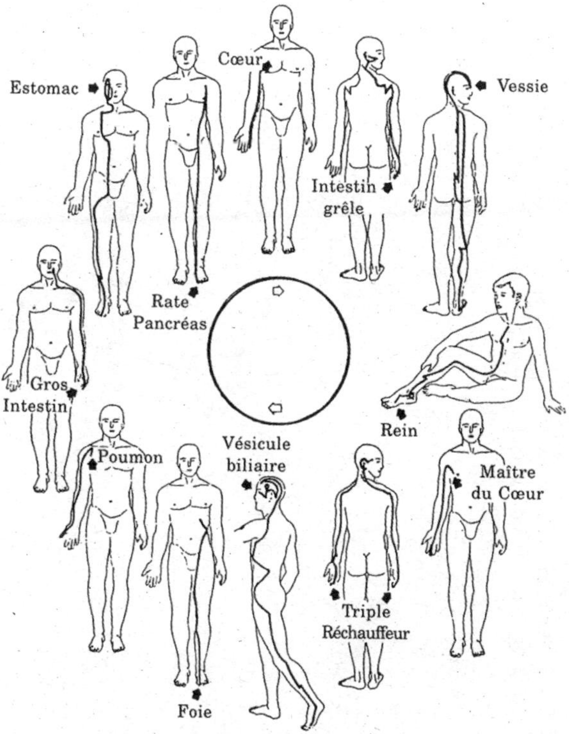

Le cycle des Méridiens
John F. Tie : la Santé par le Toucher
(Nous rappelons que tous les méridiens sont bilatéraux.)

travaillons donc avec quatorze méridiens, sur lesquels se trouvent tous les points d'acupuncture classique.

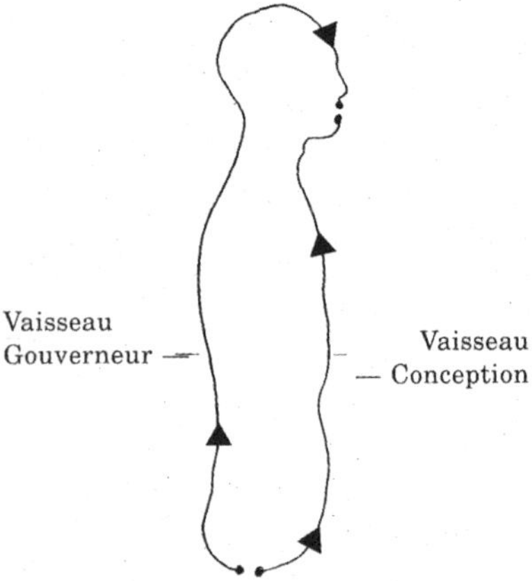

Revenons une fois de plus aux sources de la kinésiologie. C'est encore George Goodheart qui découvrit les relations entre certains muscles et les méridiens correspondants. C'est pourquoi l'on peut déterminer l'état énergétique d'un méridien par un test musculaire.

En Touch for Health, il existe donc quatorze tests de base, un par méridien. Je proposerai simplement deux brefs exemples, et vous pourrez vous reporter au tableau explicatif pour les autres. Le Grand Pectoral Claviculaire est en relation avec le méridien Estomac sur le plan énergétique. C'en est donc le muscle indicateur. Si le Grand Pectoral Claviculaire est faible au test, c'est qu'il existe une perturbation énergétique au niveau du méridien Estomac. Le muscle indicateur pour le méridien Rate-Pancréas est le Grand Dorsal. Là aussi, un test musculaire faible révèle un trouble dans la région du méridien.

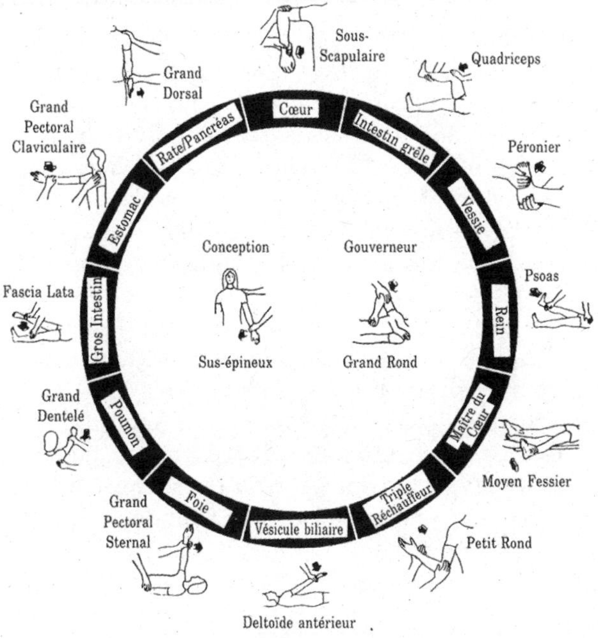

Les 14 tests de base en Touch for Health

Nous commençons maintenant peu à peu à comprendre les relations entre les tests de la kinésiologie et leur signification. La kinésiologie est une thérapie de l'énergie. Une vertèbre déplacée, des douleurs, des muscles faibles ou un organe malade ne sont que des signes, des indicateurs, d'un blocage plus profond au niveau de l'énergie vitale. Les muscles sont les meilleurs indicateurs dans le domaine qui est le nôtre, parce qu'on peut les tester directement, ce qui simplifie beaucoup le processus.

Autrement dit, **un muscle indicateur** faible n'est pas pour nous la chose la plus importante en soi. Il ne fait que révéler un problème plus profond c'est là sa fonction symbolique. La procédure de renforcement d'un muscle faible en Touch for Health est la suivante : on teste une série de muscles indicateurs, en notant les faiblesses éventuelles ; ceux-ci révèlent des dysfonctionnements dans le système des méridiens ; il est alors possible d'éliminer ces problèmes en appliquant entre autres l'une des deux méthodes décrites ci-dessus (stimulation des points neurovasculaires ou des points neuro-lymphatiques). L'on dissout ainsi les blocages d'énergie, et celle-ci peut de nouveau circuler librement.

1. Bilan

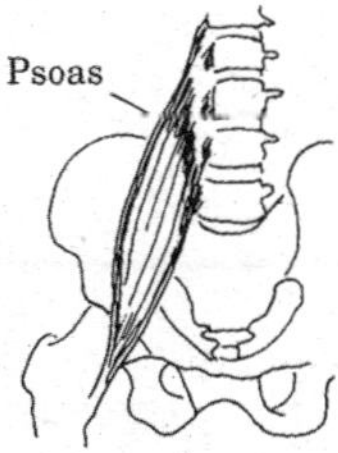

test musculaire
«faible»
=
méridien
«bloqué»

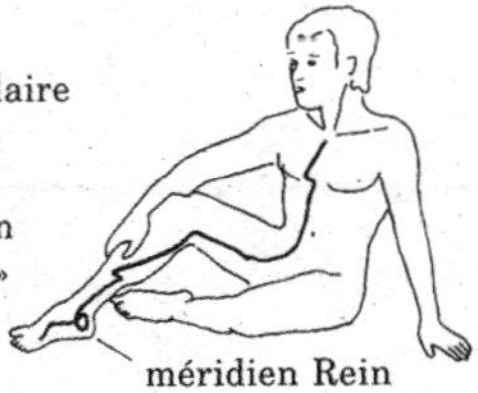

2. Correction

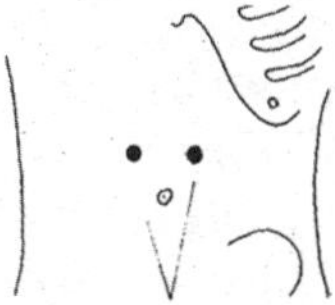

méthodes de
renforcement

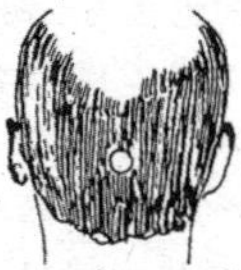

3. Contrôle

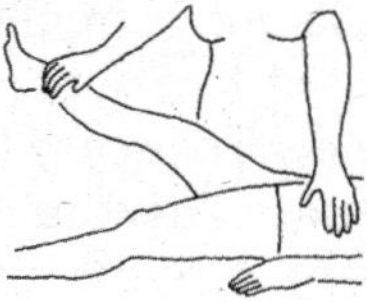

test musculaire
«fort»
=
méridien
«équilibré»

Touch for Health : un programme idéal de santé et de prévention

Le programme Touch for Health complet s'apprend en quatre cours qui durent généralement deux jours, ou en un stage de six jours bloqués. Le contenu est très dense, mais cependant très accessible. La proportion de théorie et de pratique est égale (50/50).

Le concept central du programme Touch for Health est l'équilibre énergétique. Autrement dit, les participants y apprennent à équilibrer les points d'acupuncture : le système des méridiens. Il ne s'agit pas de diagnostiquer des maladies, pas plus que de suppléer à un traitement médical qui serait absolument nécessaire. On y apprend avant tout à équilibrer le flux d'énergie dans les méridiens. C'est ce qui permet au corps de mobiliser de façon optimale son potentiel d'autoguérison, et de se débarrasser de troubles éventuels ou même de maladies. Penchons-nous maintenant brièvement sur un des concepts de base du Taoïsme, le principe même sur lequel repose l'acupuncture. La tradition chinoise considère que l'Univers s'est développé, dans toute la variété de ses manifestations, à partir du Tao, l'état originel, statique et indifférencié, de tous les êtres et de toutes les formes apparentes, en se divisant en deux pôles, ou éléments primitifs, opposés : le Yin et le Yang. Tout ce qui existe est formé d'un mélange de ces deux éléments, éléments qui ont besoin l'un de l'autre, comme les deux faces d'une médaille. Aucun des deux pôles ne peut exister seul.

Pensez par exemple à l'électricité. Pour que le courant électrique puisse circuler, il faut un pôle positif et un pôle négatif. Il faut également deux fils différents. Si l'on coupe un des deux fils, le circuit est interrompu.

Puisque toutes les choses et tous les phénomènes sont soumis à cette loi, il en est naturellement de même pour la santé. La santé est un équilibre harmonieux entre des éléments opposés : tension et détente, veille et sommeil, faim et satiété, etc. Comme nous l'avons vu dans le chapitre sur le stress, cet échange doit se faire sur une longueur d'ondes donnée, autrement dit à l'intérieur de certaines limites. Si celles-ci sont trop longtemps ou trop souvent franchies, on en arrive à un état pathologique de déséquilibre, à des manifestations de manque ou de saturation, que ce soit dans le domaine physique, psychique ou spirituel.

D'après la théorie de l'acupuncture, la plupart des maladies proviennent d'une perturbation dans la circulation harmonieuse de l'énergie vitale, du Ch'i. Une faiblesse, un « trop peu » dans le Ch'i produit un vide, un hypofonctionnement, un état trop Yin. Une énergie trop importante produit un trop plein, un hyperfonctionnement, autrement dit un état trop Yang.

Vide (Xu)	Plein (Shì)
État YIN	État YANG
Symptômes de froid	Symptômes de chaud
Teint pâle	Teint rouge
Circulation sanguine insuffisante	Circulation sanguine trop importante
Musculature faible	Hypermusculature
Hypofonctionnement	Hyperfontionnement
Troubles dépressifs	Troubles maniaques
Douleurs diffuses	Douleurs aiguës
Maladies dégénératives	Maladies inflammatoires

Hypofonctionnement et hyperfonctionnement
Source Gabriel Stux

Réaliser un équilibrage d'énergie en Touch for Health signifie également « remettre en route » le flux d'énergie du corps, pour harmoniser le déséquilibre Yin/Yang, et permettre au corps de fonctionner de nouveau normalement. C'est là une action préventive dans le meilleur sens du terme. Mais quand il est déjà « trop tard », autrement dit quand les symptômes de la maladie sont déjà déclarés, ou pire encore sont devenus chroniques, le Touch for Health ne peut accomplir de miracles. Des milliers de personnes dans différents pays peuvent en témoigner. Lorsqu'on a correctement compris le principe de base de l'équilibre énergétique, on ne s'étonne plus tellement qu'après une session des changements souvent profonds aient lieu : les troubles du sommeil s'améliorent, les douleurs s'apaisent, la menstruation se régularise, ou encore l'on se sent tout simplement mieux.

Cela ne veut naturellement pas dire que tous les problèmes soient si simples et si faciles à résoudre. Mais cela n'ôte rien à la valeur d'une méthode qui permet de résoudre des problèmes tenaces à l'aide de moyens simples. Toute tentative porte ses fruits et ne peut jamais faire de mal. Et, à l'adresse de ceux qui croient que les non-spécialistes n'ont pas le droit de pénétrer dans ce domaine, j'aimerais encore une fois répéter que le Touch for Health ne traite aucune maladie ni aucun symptôme, et qu'il ne pose aucun diagnostic médical. Ce n'est d'ailleurs pas notre propos. Nous travaillons uniquement avec l'énergie vitale, considérant la personne comme un tout, et nous nous occupons uniquement de restaurer l'équilibre général. C'est tout. C'est le corps seul qui s'occupe du reste. Illustrons encore ceci par un exemple. Imaginons un portefaix qui doit transporter un poids important, disons 40 kg, sur une distance considérable. Ceci n'est vraiment possible que s'il observe un principe de base important, nommément celui de la répartition équilibrée de la charge.

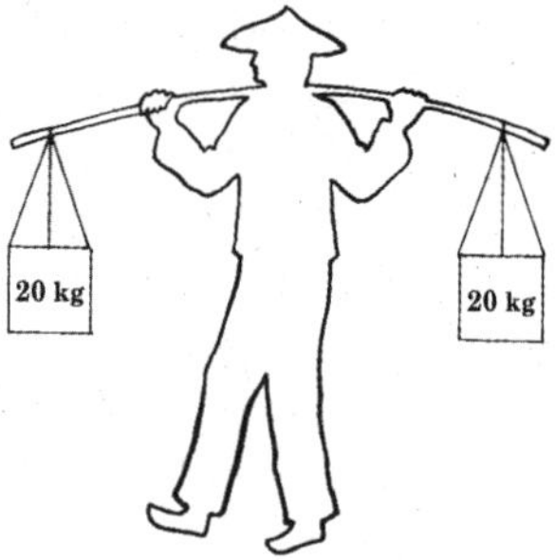

Bien qu'il s'agisse d'une charge importante, notre portefaix a trouvé une solution optimale. S'il s'était montré un peu moins intelligent et s'il avait réparti la charge autrement, il aurait dû en supporter les conséquences.

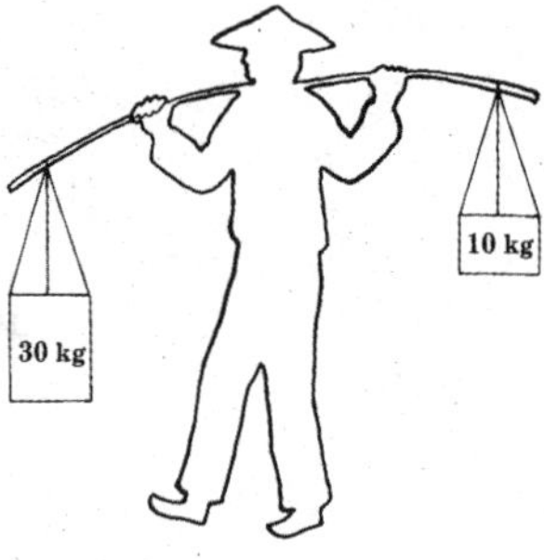

Naturellement, c'est une autre solution, mais cela demande plus d'énergie de porter le poids de cette façon. De plus on risque de se faire mal au dos et de créer des tensions. Nous avons affaire dans les deux cas à 40 kg : une fois en situation d'équilibre (20 kg/20 kg) et une fois en situation de déséquilibre (10 kg/ 30 kg).

Que peut nous apprendre cet exemple ? Si l'on montre à un portefaix inexpérimenté (vous pouvez remplacer ce terme par autre chose : un enfant, un non-spécialiste de la nutrition ou de la santé...), comment il peut rester en équilibre avec un minimum d'énergie et ceci malgré la charge, alors on fait quelque chose pour sa santé, et l'on évite le pire. On peut aussi le laisser dans l'ignorance, et le traiter plus tard, avec plus de difficultés et pour un coût plus élevé, après qu'il est tombé malade.

Ceci n'est absolument pas un règlement de comptes généralisé avec la médecine classique. Il serait déraisonnable d'ignorer ou de critiquer les résultats souvent spectaculaires de la médecine. D'un autre côté, le concept de prévention, malgré de timides tentatives, est encore pour nous un mot étranger. Je veux simplement vous montrer quelle est la « philosophie » qui sous-tend le Touch for Health. Ce n'est absolument rien d'autre que la prévention. Les personnes qui se font rééquilibrer régulièrement savent apprécier les bénéfices qu'elles en retirent. N'attendez donc pas d'être tombé malade pour réclamer une séance de Touch for Health. Un rééquilibrage régulier peut aider à prévenir des maladies, à alléger ou à supprimer des symptômes déjà existants. En Touch for Health, le praticien ne fait que montrer à votre corps comment on conserve son équilibre ou comment on le recouvre. Comme nous l'avons déjà dit, c'est le corps lui-même qui s'occupe du reste. Nous devrions penser un peu moins à la maladie et un peu plus à la santé !

Revenons encore une fois brièvement sur le test musculaire, et sur notre comparaison des méridiens avec un réseau électrique. Vous avez sûrement déjà fait l'expérience, dans votre maison ou votre appartement, d'un court-circuit. Vous avez probablement remarqué à cette occasion, qu'une lampe s'arrêtait instantanément de « brûler ». Or, la vraie cause première ne résidait pas dans une ampoule défectueuse, mais quelque part ailleurs, dans un fusible « grillé » par exemple. L'arrêt de la lampe n'était que le signe d'un problème qui se trouvait à un autre niveau. C'est exactement ainsi que nous devrions interpréter le test musculaire. Il ne sert à rien de renforcer le muscle faible (pas plus que de changer l'ampoule), si l'on ne s'attaque pas au problème sous-jacent, dans notre cas le déséquilibre énergétique dans le système des méridiens.

Le Touch for Health est aussi une méthode globale, holistique, qui considère toujours l'être humain dans sa totalité. John F. Thie le représente de la façon suivante : « Nous essayons de penser, de voir le corps dans son unité, car ce qui se passe dans l'esprit, ce qui est dans la bouche, a des répercussions dans le corps. De même que ce qui arrive à un membre de la famille affecte la famille entière, certains membres plus que d'autres, mais tous d'une manière ou d'une autre. Ces phénomènes sont identiques lorsqu'il s'agit de notre corps.

« Si par exemple un muscle de la hanche se trouve tendu à cause d'une faiblesse du côté opposé, la hanche est favorisée » à cause de la tension qui restreint son mouvement. Cela provoque une tension anormale du pied, de même que la fausse position de celui-ci provoque des répercussions en créant des tensions dans d'autres paires de muscles. Ceci amène un changement de posture chez l'individu. Il en résulte que la position des organes internes en sera légèrement affectée. Ce phénomène, à son tour, restreint la nutrition de ces organes, et perturbe les fonctions hormonales et excrétrices. L'équilibre physico-chimique étant modifié, chaque cellule en est inévitablement affectée. La personne qui va se trouver, de ce fait, corps et esprit dans une situation fausse, ne pensera et ne réagira plus normalement. Sa posture ainsi déséquilibrée créera de nouvelles zones tendues, de nouvelles tensions, de nouveaux cycles qui affecteront l'ensemble de son corps. » (John F. Thie : *La Santé par le Toucher*).

Le Touch for Health n'est pas une panacée, ni, comme nous l'avons déjà dit, un substitut à un traitement médical absolument nécessaire. Mais il représente pour le non-spécialiste qui désire l'appliquer en famille ou dans le cercle de ses proches, aussi bien que pour les médecins et les thérapeutes qui souhaitent enrichir leur pratique, une méthode de prévention et de maintien de la santé facile à appliquer, facile à apprendre, et sans effets secondaires.

Exemples pratiques

1. Élimination des charges émotionnelles et du stress

Voici les instructions pour la mise en œuvre d'une technique qui vous sera utile dans les cas de contrariété, de déception et autres charges émotionnelles. Elle « marche » merveilleusement bien, et vous pouvez la pratiquer dans presque tous les environnements. Touchez les deux proéminences frontales qui se trouvent à peu près à mi-distance des sourcils et de la racine des cheveux. Touchez avec deux doigts ou plus, le côté gauche et le côté droit simultanément. Ces points sont des points-réflexes neurovasculaires. Pendant que vos doigts exercent une légère pression de façon constante, revivez en pensée ce qui vous pose problème. Faites ceci environ deux minutes. Retirez alors les mains de votre front et décontractez-vous. Revoyez une nouvelle fois le problème sans toucher les points.

Si vous sentez que les sentiments négatifs sont encore présents, recommencez tout depuis le début en touchant de nouveau les deux proéminences frontales. Au bout d'une minute, retirez de nouveau les mains et revoyez le problème. Vous découvrirez vraisemblablement que votre tête est maintenant « claire » et que votre « problème » ne vous touche quasiment plus.

Cette technique est également applicable et efficace pour les cauchemars, les angoisses généralisées, les déceptions et autres charges émotionnelles. Essayez cette méthode la prochaine fois que vous vous sentirez tendu. Vous serez surpris. Cet exemple ne vous montre que l'un des cent moyens d'intervention que vous pouvez apprendre en Touch for Health. Il va de soi qu'on peut appliquer la technique décrite seul ou avec une autre personne.

2. Élimination des douleurs aiguës

Les techniques de Touch for Health pour le soulagement des douleurs aiguës se fondent sur le traitement des méridiens. L'une de ces méthodes, que l'on peut appliquer seul ou avec d'autres, se nomme « pain tracing » (pistage de la douleur). Elle est particulièrement simple et efficace. Voici comment elle fonctionne.

a) Où avez-vous mal ? Localisez la douleur et observez son degré.

b) Localisez le méridien qui se trouve à proximité de la douleur (un livre de Touch for Health ou une carte des méridiens vous aidera à vous orienter).

e) Posez une main directement sur le point douloureux ou appuyez légèrement dessus.

d) Avec deux doigts de l'autre main, parcourez le méridien en commençant par son point d'origine et en exerçant une pression ferme. Quand vous rencontrez un autre point où la pression déclenche immédiatement une douleur, arrêtez-vous-y un certain temps sans relâcher la pression. Attendez que la douleur locale ait disparu, puis continuez en suivant la direction du méridien. Si vous rencontrez encore un ou plusieurs points douloureux, traitez-les de la même manière.

e) Recommencez la procédure, mais en partant de la fin du méridien.

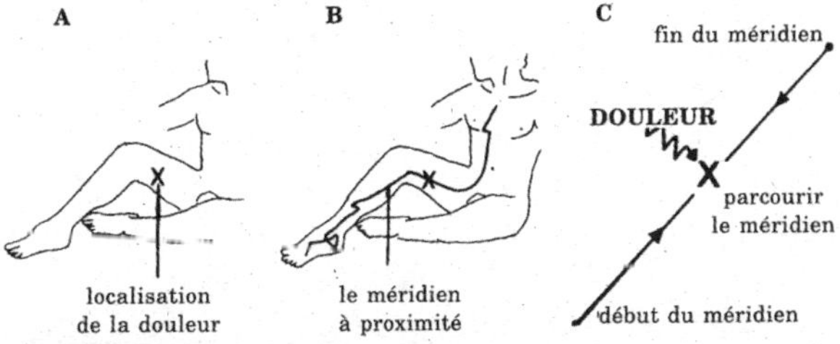

Admettons par exemple que le siège de la douleur se trouve à la face interne de la cuisse. Regardez précisément une carte des méridiens, et vous constaterez que le méridien « Rein » passe dans le voisinage immédiat. Procédez maintenant comme décrit ci-dessus. Si le méridien en question ne répond pas, cherchez en un autre, toujours situé à proximité.

Attention : n'oubliez pas que la disparition de la douleur ne doit pas être confondue avec la disparition du trouble ou de la lésion sous-jacente. Il est possible que vous ayez besoin ultérieurement d'être traité par un médecin ou un autre spécialiste. Quand le corps « présente » une douleur, c'est pour délivrer un message important, et il recommencera sûrement.

3. Les problèmes de vision

Bien des gens ont des problèmes avec leurs yeux, même ceux qui ne portent pas de lunettes. Beaucoup se fatiguent quand ils lisent, par exemple, ou quand ils travaillent, même si les examens optométriques ne donnent aucun résultat. Dans de tels cas, ce sont souvent les muscles oculaires qui souffrent d'un problème d'intégration. Autrement dit, certains mouvements ou certaines positions déclenchent un stress, et les muscles se déconnectent.

Le Touch for Health propose une méthode simple et efficace pour la correction de ce type de problèmes. Prenez n'importe quel muscle indicateur fort et testez-le, la personne regardant droit devant elle. Puis testez de nouveau, les yeux pointant dans les quatre directions : haut, bas, droite, gauche. Si le muscle indicateur est faible dans une ou plusieurs de ces positions, vous avez identifié une position de stress.

La correction est la plus simple qui soit. Massez d'une main le nombril, et de l'autre deux points situés entre les clavicules et le sternum, tandis que les yeux se tournent dans la position qui a donné une réponse faible au test. Si la correction est réussie, un nouveau test trouvera le muscle fort. Ce sont les mêmes points de correction que ceux avec lesquels nous avons fait connaissance pour les problèmes de « switching ».

Sur ce thème de la vision, j'aimerais vous relater un bel exemple tiré de ma propre expérience. Au cours d'un stage dans le sud de la France, je voulais enseigner aux participants le test oculaire. Une jeune femme se proposa comme sujet d'expérience pour la démonstration. Comme je lui demandais de regarder à droite puis à gauche, elle tourna la tête dans les deux directions indiquées au lieu de tourner les yeux. Je réitérai mes instructions, croyant qu'il s'agissait là d'un malentendu. Mais la même chose se reproduisit exactement : elle tourna purement et simplement la tête de côté. Elle nous raconta alors qu'un trouble oculaire l'empêchait d'exécuter ce mouvement. Elle nous fit alors une démonstration de ses difficultés. Chaque fois qu'elle essayait de regarder à droite ou à gauche, ses yeux bougeaient de quelques millimètres, mais pas plus. Par ailleurs, on pouvait observer un fort tremblement. La jeune femme témoigna qu'à cause de ce problème elle avait été traitée par un spécialiste et qu'elle venait de terminer une rééducation des yeux qui avait duré deux ans, tout ceci sans grand résultat.

Je lui fis la proposition d'essayer simplement une fois ce qu'on entreprend normalement en Touch for Health pour les problèmes de vision. Pendant que je stimulais le nombril et les points de correction décrits ci-dessus, je lui demandai de faire encore une tentative. A notre ébahissement général, ses yeux allèrent sans aucun tremblement jusqu'à l'extrême coin de l'œil ! Le problème était résolu, et ma réputation d'animateur s'était considérablement consolidée.

Ceux qui donnent des cours de Touch for Health, ou des séances individuelles, peuvent assurément témoigner de semblables événements. Dans de tels instants, on a l'impression que tout se passe comme si on supprimait quelque part dans le corps un « faux contact » et par là même un problème de communication. De tels événements, souvent inattendus, produisent toujours une profonde impression, et livrent passage à l'espoir et à la joie.

Ce ne sont que quelques exemples de ce que propose l'arsenal des techniques du Touch for Health. Tout aussi fascinants sont l'application de la loi des cinq éléments, que l'on trouve dans la théorie de l'acupuncture, les tests alimentaires ou la correction des muscles réactifs.

Si vous vous intéressez au Touch for Health, deux possibilités s'offrent à vous. La première est de vous procurer le livre de Touch for Health et de l'étudier. Mais ce n'est pas un livre au sens propre. C'est plutôt un manuel, qui comporte tous les détails techniques. Tout ce qu'il contient est applicable, et c'est la seconde partie de l'alternative, mais il vous faut participer à un cours. Naturellement il n'est pas interdit d'avoir lu le livre avant, bien au contraire. Cela ne fera qu'augmenter votre curiosité.

Chapitre 5.

Les difficultés d'apprentissage : la Kinésiologie Éducative du Dr Paul E. Dennison (Brain Gym)

1 et 1 font 3

C'était une belle journée d'été en Bretagne. Un séminaire dans le cadre d'une formation de professeurs de yoga. J'avais été invité pour faire quelques interventions sur la kinésiologie. Les circonstances extérieures étaient quasiment paradisiaques. Le lieu de stage se trouvait à l'extrême pointe d'une presqu'île. Autour, rien d'autre que la plage et la mer.

Au cours d'une intervention, je voulus montrer un test classique en kinésiologie. Une femme d'une quarantaine d'années était mon « cobaye ». Je voulus d'abord m'assurer un muscle indicateur fort, et lui fis pour cela exécuter brièvement un mouvement de « cross-crawl » on marche sur place, la main venant toucher le genou opposé. Bien qu'il s'agisse là d'un mouvement tout à fait normal, la femme en question hésita un instant avant de commencer, comme si elle devait réfléchir à la façon d'exécuter le mouvement correctement. Un signe intéressant en soi.

Après le mouvement, la réponse au test musculaire était faible. Suivit alors un mouvement unilatéral : on marche sur place, mais cette fois en ne levant que le bras et la jambe du même côté (marche à l'amble). Le muscle indicateur redevint fort.

Pour tous les lecteurs qui connaissent déjà le livre de Paul Dennison : *Kinésiologie, le plaisir d'apprendre* (Éditions Le Souffle d'Or), le cas est tout à fait clair. Il s'agit du test de « cross-crawl » (ou mouvement croisé), un test moteur pour le contrôle de l'intégration hémisphérique bilatérale, autrement dit un test qui cherche à vérifier si l'hémisphère droit et l'hémisphère gauche fonctionnent simultanément. Ceci est de la plus grande importance, car, à cause de notre organisation neurologique, nos comportements physiques et mentaux dépendent du bon fonctionnement de la coordination entre le cerveau gauche et le cerveau droit.

Le « cross-crawl » devint populaire aux États-Unis dans les années soixante, grâce à Glen Doman et Carl Delacato, et il fut utilisé pour améliorer les fonctions neurologiques d'enfants au cerveau endommagé. C'était une pratique également recommandée pour l'amélioration des capacités visuelles, et des performances en lecture et en écriture. L'intérêt général soulevé par cette méthode finit par retomber, parce que les résultats publiés par Doman et Delacato ne purent être reproduits. Le « cross-crawl » a aidé d'innombrables personnes, mais pour d'autres ce ne fut absolument pas le cas. Pourtant le « cross-crawl » est théoriquement un moyen de rééducation remarquable, car il active les deux hémisphères du cerveau simultanément.

Le grand mérite de Paul Dennison est d'avoir consacré plusieurs années à cette recherche, et de l'avoir considérablement approfondie. C'est pourquoi nous comprenons beaucoup mieux aujourd'hui pourquoi le « cross-crawl » n'a d'intérêt thérapeutique que pour ceux qui ont appris à ramper spontanément dans leur petite enfance, et ceci bien avant que le cerveau gauche, le cerveau analytique, ne soit devenu complètement conscient.

Les tests de tous ceux qui se traînaient et rampaient dans la petite enfance montrent qu'ils sont des « dominants droits » pour le mouvement et qu'ils gardent leur cerveau gauche disponible pour de nouveaux apprentissages. Tous ceux qui ne rampaient pas ou pas suffisamment sont des « dominants gauches » pour le mouvement. Ils restent donc fixés au stade de l'appropriation consciente du mouvement. Celui-ci n'est pas automatisé, et doit toujours être repensé à chaque fois. La prise en charge de la maîtrise du mouvement par l'hémisphère droit n'a pas eu lieu.

C'était précisément le cas pour la personne que je testais ce jour-là en Bretagne. La brève hésitation avant le mouvement était un premier indice. Il n'en est pas toujours ainsi et les difficultés sont parfois d'ordre très subtil. Mais le test musculaire nous fournit dans tous les cas un renseignement exact. Après le mouvement croisé, l'un des hémisphères s'était déconnecté. Quand l'intégration cérébrale est normale, le muscle reste fort, montrant ainsi que les deux hémisphères demeurent connectés. Vous voyez, et c'est très facile à déterminer à l'aide du test musculaire, quels processus neurologiques sont activés dans le cerveau par certains mouvements et pas par d'autres. En Kinésiologie Éducative nous faisons de ceci un ample usage. Si une personne présente une réponse forte au test du « cross-crawl », cela signifie que l'intégration hémisphérique existe et fonctionne correctement. Dans le cas contraire, l'intégration n'a pas eu lieu. Dans le premier cas, il s'agit d'une personne dont le schéma d'intégration est bilatéral, dans le second cas nous avons affaire à une personne unilatérale. Ceci signifie qu'il n'y a qu'un hémisphère qui travaille à un moment donné, et que le potentiel de l'autre ne peut pas être utilisé.

Les deux hémisphères sont reliés entre eux par une sorte de pont, nommé le corps calleux. Ce faisceau complexe de fibres nerveuses permet la communication et la coordination entre les deux hémisphères. Si cette liaison ne fonctionne pas de façon impeccable, ou si elle est interrompue, des troubles très importants surviennent.

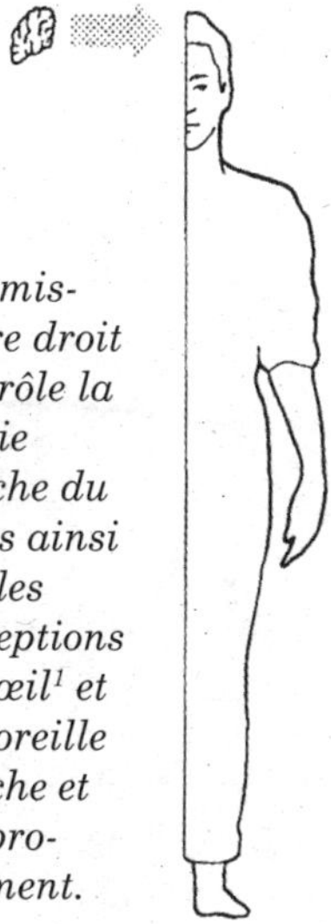

L'hémisphère droit contrôle la partie gauche du corps ainsi que les perceptions de l'œil[1] et de l'oreille gauche et réciproquement.

Le cerveau droit et le cerveau gauche – Paul Dennison les nomme « cerveau des réflexes » et « cerveau de l'effort » – ont une part respective bien différente dans l'interprétation de la réalité. La moitié droite est l'hémisphère

« Gestalt », autrement dit celui qui perçoit la globalité dans une situation donnée. C'est lui qui nous permet de reconnaître une mélodie à partir de deux notes, et qui nous aide à reconnaître des visages dans une foule. L'hémisphère gauche, au contraire, est analytique : il

1. Bien que chaque œil soit directement lié aux deux hémisphères, il existe en outre une relation de l'œil gauche avec le cerveau droit et inversement.

décompose l'information en unités minimales et la traite de façon séquentielle. C'est aussi l'hémisphère qui est le siège de la parole et de la logique.

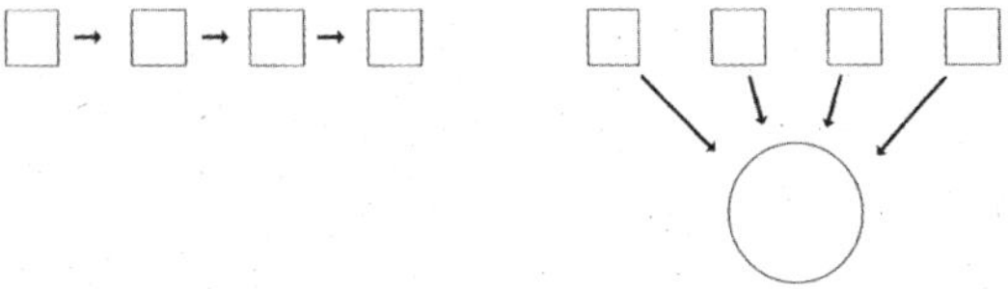

Cerveau gauche : traitement séquentiel

Cerveau droit : traitement simultané

Mais cela ne veut pas dire pour autant qu'un hémisphère soit supérieur à l'autre. L'hémisphère gauche a longtemps été le favori déclaré, et il en est aujourd'hui encore ainsi pour nombre de scientifiques. La raison majeure en est que langage et pensée logique, ces deux « vaches sacrées » de notre culture, y sont chez eux. Les conséquences d'une lésion du cerveau gauche (dues à un accident ou à une attaque cérébrale) apparaissent au premier coup d'œil, parmi lesquelles les plus remarquables sont les troubles du langage. Au fil du temps, l'on a cependant découvert que cette représentation est beaucoup trop schématique. Les handicaps entraînés par un dommage au cerveau droit sont d'un ordre plus subtil, mais n'en sont pas moins très réels.

Tous ceux qui souhaitent plus de détails peuvent se reporter à la littérature existante. Les travaux de Roger Sperry (Prix Nobel de Médecine 1981) sur les « split-brains » sont d'un intérêt majeur. Les « split-brains » (ou commissurotomisés) sont des patients dont le corps calleux a été sectionné par opération chirurgicale, pour éviter que les crises épileptiques dont ils souffrent ne gagnent la totalité du cerveau. Chez ces patients, il ne demeure après l'opération aucune communication directe entre les deux hémisphères. Les recherches montrent de manière très impressionnante les difficultés qu'éprouve une personne qui est contrainte de cette manière à n'utiliser qu'une moitié de son cerveau. Nous allons en prendre deux exemples.

« Si l'on projette brièvement le mot COURAGE sur un mur à un « split-brain », si bien que son œil gauche ne voit que la syllabe COU (qui va être transmise à son cerveau droit) et que son œil droit ne voit que la syllabe RAGE (qui va être perçue par l'hémisphère gauche), et si on lui demande alors ce qu'il a vu, l'hémisphère gauche, verbal, répond RAGE, tandis que l'hémisphère droit, « muet », peut reconnaître COU dans une liste de mots.

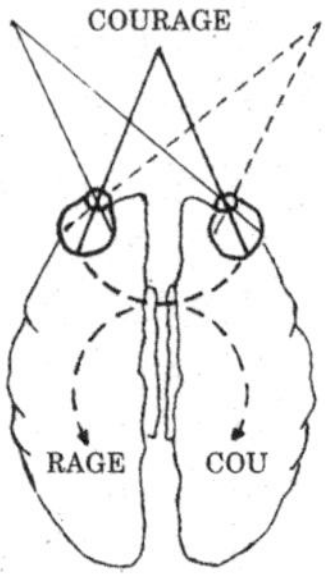

Adaptation de l'anglais HEART = HE + ART (NdT)

Les chercheurs ont également découvert des phénomènes qui laissent à penser qu'il existe un clivage entre la partie consciente et la partie inconsciente du psychisme. Si l'on montrait par exemple une forme nue mélangée de façon inattendue aux images d'un tachytoscope, juste sur la partie de l'œil qui est en relation avec l'hémisphère droit, alors la patiente rougissait généralement, semblait embarrassée et disait : « Vous avez là une drôle de machine, Docteur Sperry ! ». Et pourtant cette patiente ne pouvait pas dire ce qu'elle avait vu. L'intervention chirurgicale avait complètement déconnecté la perception consciente, mais pas le sentiment d'inconvenance éveillé par l'image en question. De la même manière, d'autres « split-brains » affirmaient être en colère, alors que leur expression et leur posture exprimaient de toute évidence le contraire. » (Charles Hampden-Turner : *Maps of the Mind*)

Chacune des deux parties du cerveau intervient, comme nous l'avons déjà dit, dans les différentes impressions que nous pouvons avoir de la réalité. Dans certaines situations très spécifiques, c'est particulièrement utile et approprié. Mais dans des situations complexes, nous avons besoin simultanément du potentiel des deux hémisphères. La personne qui possède une intégration bilatérale a appris à utiliser ces possibilités, mais la personne unilatérale ou déconnectée n'a accès qu'à un seul côté à la fois. Le corps calleux n'a pas été sectionné, et pourtant la personne unilatérale se trouve dans une situation comparable à celle du « split-brain ».

Cerveau gauche **Cerveau droit**

La personne unilatérale doit choisir entre l'hémisphère droit et l'hémisphère gauche. L'intégration des deux lui est impossible.

Intégration bilatérale

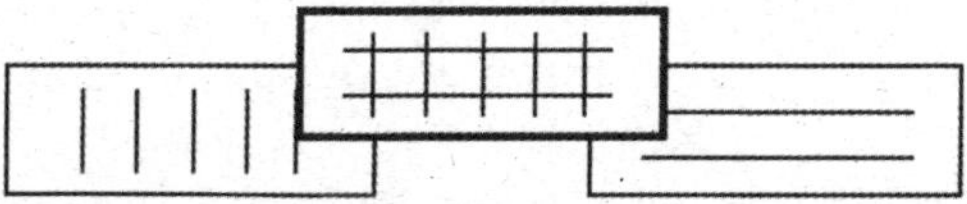

Cerveau gauche **Cerveau droit**

La personne qui possède une intégration bilatérale peut utiliser le potentiel des deux hémisphères de façon simultanée. Les deux éléments en engendrent un troisième totalement nouveau. Le tout est bien plus que la somme de ses parties. Dans ce cas, un et un ne font plus deux, un et un font trois.

Nous nous sommes ainsi débarrassés d'un autre mythe concernant le cerveau, nommément que l'hémisphère droit pourrait être en réalité le plus important. La querelle des partisans de chaque camp sur une prétendue supériorité d'une partie du cerveau est à proprement parler aussi insensée que de chercher à savoir si les hommes sont supérieurs aux femmes.

Mais revenons à la personne que je testais ce jour-là en Bretagne. En dépit de circonstances extérieures exceptionnelles – absence de stress lié au travail, ambiance de vacances, nature merveilleuse – elle n'était pas intégrée. Après le test d'entrée, je lui fis faire, dans un but de correction, un peu de « cross-crawl », tandis qu'elle regardait dans une direction donnée. Les mouvements oculaires sont en corrélation avec l'activation de chaque hémisphère. Autrement dit, les yeux ont la propriété d'effectuer un mouvement qui va de l'hémisphère le plus fortement activé vers la partie du corps que cet hémisphère contrôle. Si c'est surtout la partie gauche qui travaille, les yeux iront vers la droite. Si c'est l'hémisphère droit, ce sera le contraire.

Après la correction, mon « cobaye » présentait une réponse forte au test du « cross-crawl ». Pour « dissoudre » le programme unilatéral, je lui fis aussi exécuter le mouvement pendant que ses yeux regardaient dans la même direction qu'auparavant. Le résultat au test musculaire du mouvement unilatéral était maintenant faible, exactement comme cela doit être. Le cerveau avait compris l'information et l'avait immédiatement intégrée il est bien plus bénéfique de pouvoir utiliser simultanément les deux hémisphères (le test est fort au mouvement croisé) qu'un seul à la fois (test faible au mouvement unilatéral).

Tandis que j'en venais à expliquer aux participants le Remodelage de Latéralité de Dennison[1], la personne fondit brusquement en larmes et rougit violemment. Elle nous laissa immédiatement entendre qu'il n'y avait là rien d'inquiétant. La correction avait déclenché un processus d'accompagnement fortement chargé d'émotion. Au bout d'un quart d'heure, elle fut capable de nous expliquer ce qui lui arrivait. Elle nous raconta que depuis plusieurs années elle sentait en permanence une boule dans la gorge, et que pendant le remode-

1. *Pour une description complète du Remodelage de latéralité de Dennison, voir kinésiologie, plaisir d'apprendre, et aussi kinésiologie pour enfants, du même auteur, éd. Le Souffle d'Or.*

lage ce phénomène avait instantanément disparu. Ses larmes étaient des larmes de joie, parce qu'elle se sentait maintenant libérée d'une lourde charge. Neuf mois se sont écoulés depuis sans que celle-ci n'ait réapparu.

Ceci est un bel exemple du fait que non seulement des changements rapides et souvent instantanés sont possibles, mais encore des effets inattendus que la correction peut avoir sur l'ensemble du corps ou de la personnalité.

La dominance cérébrale

Un facteur essentiel dans le concept de Kinésiologie Éducative est le fait que l'hémisphère gauche n'est pas fondamentalement l'hémisphère dominant. Paul Dennison insiste beaucoup là-dessus. Grâce à ces recherches, il est devenu l'un des experts majeurs dans le domaine de la dominance cérébrale. Attardons-nous nous aussi un instant sur ce thème.

D'après les statistiques, environ quatre-vingts pour cent de la population sont des droitiers, un pourcentage insignifiant est ambidextre (peut se servir de ses deux mains), et les autres sont des gauchers. Eu égard à notre structure neurologique (vous vous souvenez que l'hémisphère gauche gouverne le côté droit du corps et inversement), la théorie classique affirme que les droitiers possèdent une dominance cérébrale gauche, tandis que les gauchers sont des « cerveaux droits ». La thèse extrémiste est donc, comme nous l'avons déjà mentionné, que l'hémisphère gauche est fondamentalement le plus important (langage, pensée logique, etc.) et que c'est la raison pour laquelle il est dominant.

« Bien au contraire, nos recherches, qui utilisent les tests musculaires, prouvent qu'il existe des « personnalités orientées langage » et des « personnalités orientées Gestalt » à nombre égal dans la population. Cinquante pour cent de la population sont des « cerveaux gauches » et les cinquante autres pour cent sont des « cerveaux droits ». La main dominante n'est absolument pas un indicateur fiable de dominance ! Les scientifiques reconnaissent que dans le monde animal la moitié des créatures sont « patte-droitières » et la moitié « patte-gauchères ». Ces mêmes scientifiques éprouvent des difficultés à réconcilier cette découverte avec la proportion de « pattes » gauches et droites dans la population humaine... L'œil dominant est apparemment un indicateur de dominance cérébrale plus fiable que la main dominante. » (P. Dennison, « *Personalized Whole Brain Integration* »)

Ces résultats semblent foncièrement plausibles. En effet, si la nature nous a mis deux hémisphères dans la tête, pourquoi devrait-il y en avoir un de meilleur que l'autre ? Vous trouverez une description de la détermination de l'hémisphère, de la main, de l'oreille et de l'œil dominants dans le livre de Paul Dennison déjà mentionné : *Kinésiologie, le plaisir d'apprendre.*

Une différence encore plus essentielle entre la Kinésiologie Éducative et d'autres systèmes concerne la localisation de la dominance langagière. Les neurologues ont établi que chez un faible pourcentage de la population – environ cinq pour cent, les centres du langage se trouvaient dans l'hémisphère droit. C'est ce qu'en Kinésiologie Éducative nous appelons « fonctions hémisphériques inversées » (ou hémisphères transposés). Les investigations menées par l'intermédiaire des tests musculaires confirment que cette permutation existe, mais en fait dans une proportion d'une importance bien plus considérable. C'est pourquoi nous ne devons pas seulement nous poser la question de savoir si la dominance cérébrale de quelqu'un est droite ou gauche, mais nous devons aussi nous demander si le cerveau dominant est « verbal ! analytique » ou « Gestalt/synthétique ». Revoyons l'ensemble en un seul schéma.

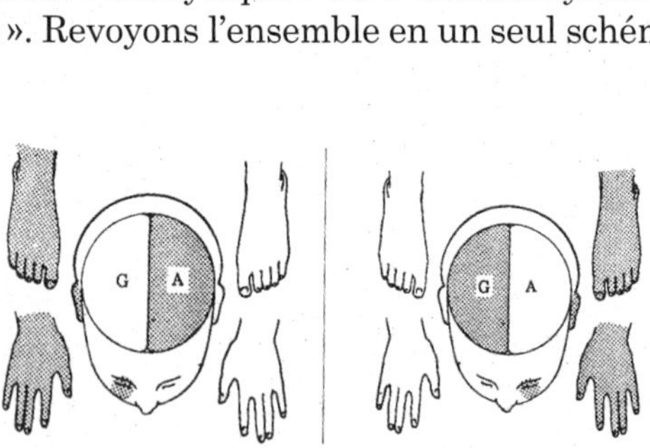

La figure montre en partie gauche le schéma de dominance que notre culture considère comme normal voire idéal. C'est la dominance cérébrale gauche. La personne utilise sa main et son pied droits dans un mouvement coordonné. De plus son œil droit est l'œil directeur, et il en est de même pour l'oreille droite. La fonction analytique et la parole sont localisées dans son hémisphère gauche, la fonction Gestalt se trouvant à droite. En partie droite de l'illustration, nous trouvons le schéma symétrique d'un gaucher, structure de laquelle ont souffert par le passé bien des générations (gauchers contrariés).

En ce qui concerne la dominance cérébrale, nous avons donc affaire à quatre possibilités :

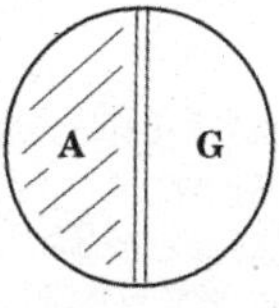

Dominance cérébrale gauche / analytique

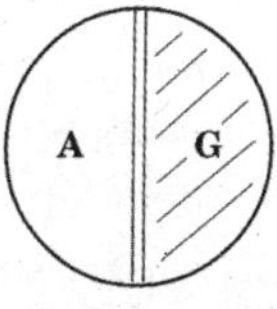

Dominance cérébrale droite / Gestalt

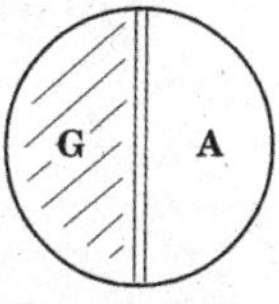

Dominance cérébrale gauche / Gestalt

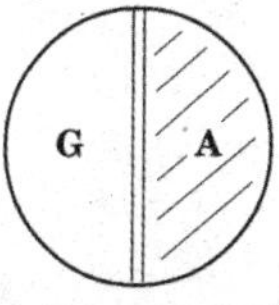

Dominance cérébrale droite / analytique

Mais faisons encore un pas de plus. La structure neurologique n'est pas toujours si univoque et « normale », autrement dit l'oreille ou l'œil dominants ne sont pas toujours situés du côté opposé à l'hémisphère dominant. Une deuxième possibilité se nomme dominance mixte, schéma particulièrement favorable à la confusion et à la désorganisation. Les personnes qui présentent un tel schéma ont la main dominante d'un côté et l'oreille ou l'œil dominant de l'autre. Si la personne active par exemple l'hémisphère qui contrôle la main dominante, elle désactive par la même occasion celui qui contrôle l'œil ou l'oreille. Ceci représente un énorme handicap, non seulement pour les processus impliqués dans la lecture et l'écriture, mais encore pour l'apprentissage en général. Si l'œil et l'oreille dominants ne sont pas du même côté du corps, alors la personne est pratiquement contrainte à déconnecter l'un des deux elle peut écouter, mais elle ne peut interpréter ce qu'elle voit (comme les gens qui ferment les yeux pour mieux écouter), ou bien elle interprète correctement ce qu'elle voit, mais elle ne peut intégrer ce qu'elle entend, les perceptions auditives.

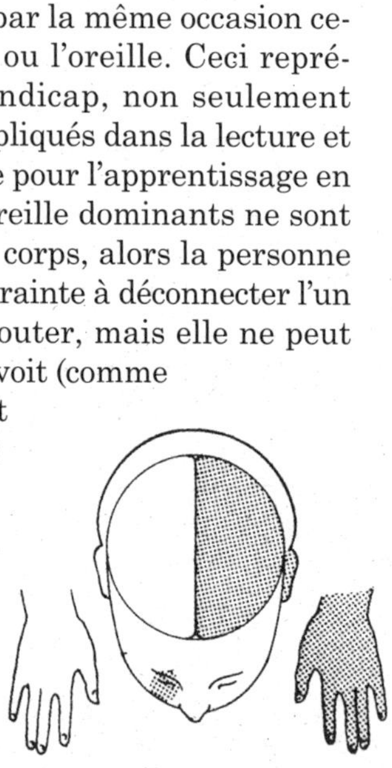

Ce qu'on appelle dominance unilatérale est la dernière découverte dans le domaine de la Kinésiologie Éducative en matière de dominance cérébrale. Cette troisième possibilité consiste en ce que si quelqu'un présente par exemple une dominance cérébrale droite, il en est de même pour l'œil, la main, l'oreille et le pied. Ceci signifie qu'une personne dont la dominance est bloquée réprime en permanence son hémisphère droit dominant pour pouvoir faire usage de son oreille, de sa main ou de son œil droits.

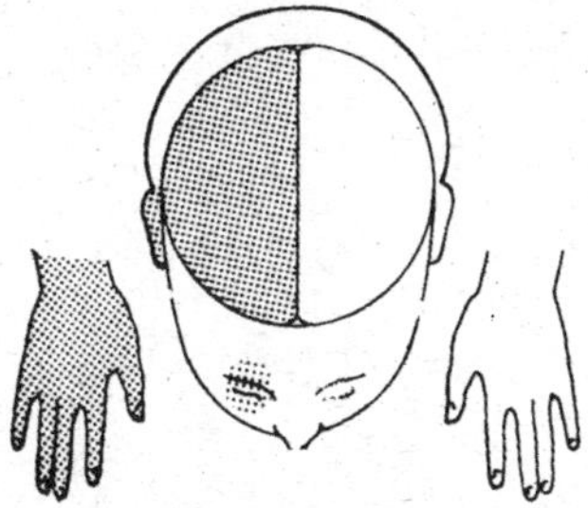

En résumé, nous pouvons parler de trois schémas principaux de dominance

- le schéma dominant « croisé »
- le schéma dominant « mixte »
- le schéma dominant « unilatéral »

Par ailleurs, les deux dernières formes d'organisation neurologique sont des terrains de prédilection pour les difficultés d'apprentissage. Plus de cinquante pour cent des personnes qui souffrent de troubles de l'apprentissage présentent un schéma dominant mixte. Un exemple pratique va nous montrer quelles sont ces difficultés[1].

Jim

Jim est un cadre en management de 33 ans qui désire améliorer sa vitesse de lecture qu'il juge trop lente. Il explique qu'il n'a jamais aimé lire car c'est comme un combat pour lui. Son schéma de dominance est : cerveau droit ! Gestalt, main droite, œil gauche, oreille droite.

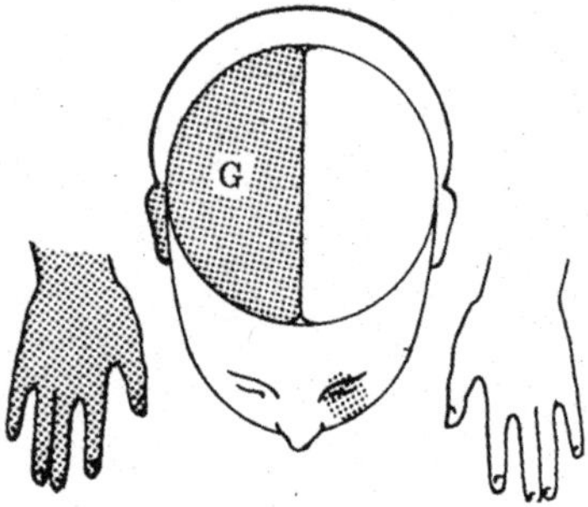

1. Pour des renseignements très explicites sur les dominances et la Kinésiologie Éducative, voir le livre de Carla Hannaford, *La gymnastique des neurones*, éd. Grancher.

Jim et la lecture

« Quand Jim parcourt une page pour la lire, se yeux sautent de façon incontrôlable au lieu d'aller calmement d'une ligne à l'autre. Il s'arrête presque à chaque ligne pour réfléchir ou relire quelque chose qu'il a déjà oublié. La voix qu'il a en lisant est gémissante, tendue, haut perchée, sans rapport avec sa voix naturelle. Il trébuche parfois sur la ponctuation, ou reprend son souffle au milieu d'une phrase. Quand on lui demande d'expliquer quelque chose qu'il a lu, il est incapable de paraphraser, et fouille sa mémoire analytique à court terme pour retrouver les mots exacts de l'auteur. Il confesse qu'il a des idées fantastiques, mais qu'il semble les oublier dès que sa main droite prend la plume pour les écrire.

Jim est le type même du lecteur « dyslexique », qui déconnecte sa personnalité dominante de type « Gestalt » ainsi que son œil droit, myope au demeurant, pour lire. Il présente un schéma unilatéral, et a survécu au sein du système éducatif grâce à ses facultés de traitement « parallèle », qui passe d'un hémisphère à l'autre, mémorise et « se fraye un chemin » dans le matériel verbal imprimé.

Le principal effet du Remodelage sur Jim fut de lui permettre d'utiliser son cerveau langagier non-dominant, rendant son intégration d'autant plus rapide. Ayant déjà l'expérience des mécanismes de la lecture, il est maintenant capable de faire des exposés créatifs et spectaculaires qui lui étaient auparavant impossibles. Un bénéfice second : il dit qu'il peut maintenant coucher ses idées sur le papier. » (Paul Dennison, *Personalized Whole Brain Integration*).

Lorsqu'on travaille en Kinésiologie Éducative, on peut obtenir toutes les informations sur la question de la dominance en cinq minutes, sans aucun appareil ou autre matériel que ce soit. Le test musculaire, que nous avons maintenant appris à bien connaître, est là aussi notre moyen privilégié. De même que pour la correction de l'intégration cérébrale (Remodelage de Latéralité de Dennison) qui ne demande que quelques minutes. Il n'y a pas plus rapide !

Le but du premier cours en Kinésiologie Éducative (Brain Gym) est avant tout d'établir une intégration optimale sur le plan de la latéralité. On teste le système « Cerveau/Œil/Oreille/Main » lors des activités suivantes : lire, écrire, écouter, regarder, ce qui teste par là même le schéma de dominance. Les tests mettent en évidence la façon dont la personne fonctionne dans un contexte donné, si par exemple les yeux restent connectés au passage de la ligne médiane pendant la lecture et l'écriture, ou bien si l'un des hémisphères se déconnecte lors du mouvement croisé, etc. Naturellement, il ne faut pas en rester au stade du diagnostic par le test. La Kinésiologie Éducative dispose de tout un arsenal de techniques de correction, issues parfois de la Kinésiologie Appliquée, parfois d'autres domaines.

À l'issue d'une session, la personne testée, enfant ou adulte, repart généralement avec un programme de travail, qui permet d'ancrer les corrections qui ont été accomplies, et d'automatiser le nouveau cercle fonctionnel. Ainsi le cerveau apprend-il peu à peu à rester intégré dans des circonstances plus difficiles.

Dans la préface à l'édition française du livre de Paul Dennison : « *kinésiologie, le plaisir d'apprendre* », j'ai déjà expliqué que c'est avant tout la simplicité de la méthode qui peut nous faire douter de son efficacité en toutes circonstances. Il est déjà arrivé par le passé que le programme de base de Kinésiologie Éducative obtienne des résultats tout à fait surprenants. Il suffit simplement de l'appliquer. Mon ami Alfred Schatz, de Freiburg (RFA), a d'ailleurs fait l'expérience d'un changement impressionnant à l'occasion d'un stage, et j'aimerais vous en parler brièvement. Une participante norvégienne, à la suite d'un accident de voiture qu'elle avait subi 30 ans auparavant, avait presqu'entièrement oublié l'allemand qu'elle parlait bien auparavant. À la fin du cours, cette même personne était en mesure de raconter une histoire en allemand courant. La Kinésiologie Éducative ne vise pas à permettre de développer telle ou telle aptitude extraordinaire, mais bien plutôt à rendre le potentiel antérieur de nouveau pleinement accessible. C'est certainement ce qui s'est passé dans le cas précédemment décrit. La participante norvégienne n'avait pas appris à parler parfaitement allemand en l'espace de deux jours. Elle avait simplement retrouvé quelque chose qu'elle avait « perdu ». Il en est de même dans le cas où, après avoir préparé de façon très intensive un examen, vous « oubliez » soudain la réponse correcte dans la situation d'examen proprement dite. Il suffit que vous quittiez la salle pour que la réponse vous revienne de la façon la plus spontanée qui soit.

Si, dans notre exemple, vous étiez resté complètement intégré, vous n'auriez pas rencontré le moindre problème, parce que la réponse correcte est toujours « stockée » quelque part. La Kinésiologie Éducative ne remplace pas l'apprentissage, mais elle le facilite. Nous pourrions aussi bien dire que nous accordons l'instrument de musique pour pouvoir ensuite en jouer de façon impeccable.

Quelques expériences

Prenons quelques minutes pour essayer simplement les tests suivants. Je vous rappelé qu'il est là aussi nécessaire d'effectuer les prétests, et éventuellement les corrections nécessaires, pour que les résultats soient réellement fiables. Envisagez simplement l'ensemble comme une expérience, et n'essayez pas d'en tirer des conclusions approfondies. Avant de commencer, trouvez un muscle indicateur fort, par exemple le Deltoïde. L'illustration vous montre la marche à suivre. La personne tient son bras tendu sur le côté à hauteur d'épaule, tandis que le testeur exerce une poussée vers le bas à la verticale.

Testez maintenant le Deltoïde :

- pendant que la personne regarde en haut, en bas, à gauche, à droite,
- après qu'elle a écrit l'alphabet,
- après qu'elle a noté les chiffres de 0 à 9,
- après la lecture à haute voix d'un bref passage,
- pendant qu'elle restitue le contenu du texte précédent en utilisant ses propres termes,
- pendant qu'elle se concentre visuellement sur un sujet,
- pendant qu'elle écoute attentivement quelqu'un qui parle ou un morceau de musique.

Peut-être les résultats vont-ils vous surprendre. Tenons pour acquis que les tests sont dignes de confiance. Que signifient alors les résultats ? Si un muscle est faible à un test donné, c'est que la personne n'est pas intégrée en ce qui concerne la tâche correspondante. Elle se déconnecte totalement ou partiellement. Le corps réagit en manifestant du stress, et le muscle testé s'affaiblit. Si au contraire le muscle reste fort, c'est que la personne dispose de tout son potentiel pour la tâche ou la situation en question.

Dans l'un des tests les plus étonnants, la personne tient un crayon en main, mais elle n'écrit pas. Il n'est même pas nécessaire qu'elle pense à écrire. Vous pouvez faire de même avec un livre, même fermé. Un test musculaire faible signifie dans ce cas que la personne est submergée par le stress quand elle lit ou quand elle écrit. Peut-être n'en est-elle pas consciente, ou même est-elle convaincue du contraire.

Ce test est adaptable à tous les domaines possibles. Si vous êtes dentiste, par exemple, faites-vous tester avec une fraise ou tout autre instrument dans la main. Vous découvrirez ainsi à quel moment vous êtes sous l'effet du stress, et à quel moment vous ne l'êtes pas. Vous voyez là encore comment les moyens les plus simples nous permettent un accès rapide et précis à des informations importantes.

L'homme tridimensionnel

Nous n'avons parlé jusque là que des problèmes de latéralisation, autrement dit de ceux qui concernent les deux hémisphères du cerveau. Le but final, en ce domaine de la Kinésiologie Éducative appelé Brain Gym, est que la personne possède une intégration bilatérale, qu'elle puisse mobiliser simultanément les deux hémisphères dans une situation donnée. C'est aussi le sujet de l'ouvrage de Paul Dennison : *Kinésiologie, le plaisir d'apprendre.*

Si nous en restions là, nous aurions déjà éclairci un facteur de toute première importance, mais ce ne serait pourtant qu'une solution partielle. En réalité nous n'avons pas seulement affaire avec l'intégration de l'axe gauche ! droite, mais encore avec les deux autres axes : haut/bas, et avant/arrière.

1. L'intégration droite/gauche = la communication

Comme nous l'avons déjà maintes fois mentionné, cette intégration assure la possibilité d'une communication sans entraves entre les deux hémisphères via le corps calleux. Les blocages à ce niveau ont avant tout des répercussions dans le domaine auditif et visuel, sur l'apprentissage, la pensée et la coordination corporelle. Encore cette liste n'est-elle pas exhaustive.

2. L'intégration haut/bas = l'organisation

Cet axe est celui du « centrage » et couvre le domaine de la coordination psychomotrice. Le centrage touche à la circulation de l'énergie de haut en bas et de bas en haut. Quand les réflexes neurologiques de centrage ne fonctionnent pas librement, plusieurs fonctions se trouvent déséquilibrées, et l'organisme répond par des compensations : troubles de l'oreille interne, déséquilibre de l'os hyoïde l'os de la langue, notre compas corporel, blocage du mouvement des os crâniens, etc.

Une personne qui n'est pas centrée se sent dispersée, désorganisée, mal dans sa peau. Quelqu'un de centré se sent enraciné, les pieds sur terre, en sécurité. L'axe haut ! bas est aussi en rapport avec le déroulement des mouvements de la marche et la coordination crânio-sacrée.

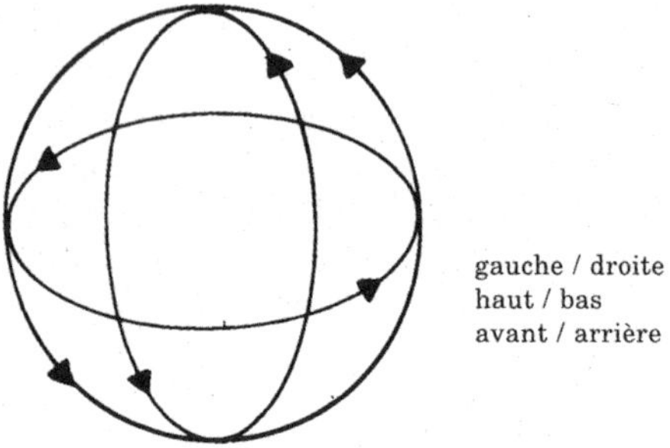

L'intégration tridimensionnelle

3. L'intégration avant/arrière = la compréhension

Une personne dont l'intégration avant/arrière est perturbée montre également un blocage corrélatif dans la posture. C'est vraisemblablement quelqu'un qui se tient la plupart du temps les jarrets tendus et les genoux effacés, bloquant ainsi la circulation du liquide céphalo-rachidien, lequel apporte hormones et éléments nutritifs au cerveau, dispose des déchets métaboliques et maintient la température interne suffisamment basse. Un blocage de l'intégration avant-arrière perturbe également le libre échange entre le cerveau antérieur et le cerveau postérieur. C'est une communication sans entraves dans cet axe qui nous permet de nous concentrer pleinement sur quelque chose. S'il y a un blocage, nous trouvons les muscles et les ligaments de la face postérieure du corps en état hypertonique. C'est la « Zone d'Intégration commune » – une région importante du cerveau, dont nous aurons à connaître plus précisément – qui est dans ce cas touchée.

Les corrections de la Kinésiologie Éducative

Comment procédons-nous, maintenant que nous avons identifié les difficultés d'un individu ? Supposons que la personne éprouve des difficultés de concentration, des problèmes visuels, soit dyslexique ou rencontre tout autre problème du même ordre. Avec le « check-up » de la kinésiologie Éducative, nous nous sommes formé une vue d'ensemble précise des fonctions qui sont connectées ou déconnectées. Nous connaissons maintenant le problème.

Nous allons maintenant plus en profondeur, et nous testons si une ou plusieurs des trois dimensions précitées est ou sont touchées. Puis nous en venons à des domaines plus profonds comme la chimie corporelle ou les réflexes respiratoires. C'est à partir de là que nous pouvons mettre en cause une dimension isolée ou plusieurs simultanément. Chaque domaine sera une nouvelle fois passé en revue, afin d'obtenir le maximum d'informations précises et détaillées. Un exemple : si la dimension du centrage (haut/bas) est déconnectée, nous ajouterons alors le test de l'hyoïde, les 6 tests de démarche et les 8 tests de coordination crâniosacrée.

L'étape suivante, très importante, consiste à dégager des priorités. Les troubles que nous avons constatés ne peuvent être purement et simplement « réparés » comme on le dirait en mécanique, parce que le corps demande toujours une succession très spécifique de processus. C'est un point très important de la Kinésiologie Éducative, ainsi d'ailleurs que d'autres domaines de la kinésiologie. En se conformant à ce principe thérapeutique fondamental, on se trouve en complète harmonie avec les besoins de l'organisme. Et il n'est pas du tout rare, après que nous ayons établi une longue liste de difficultés, que celles-ci disparaissent d'un seul coup lorsqu'on a effectué la première correction dans l'ordre des priorités. Tout se passe comme si l'on avait réenclenché un fusible principal dans le cercle fonctionnel de l'énergie.

Après avoir établi les priorités, et l'ordre dans lequel procéder, il faut aussi tester sur lequel des quatre domaines suivants la correction doit s'appuyer :

- le domaine structurel,
- l'écologie personnelle,
- le domaine émotionnel,
- l'équilibrage énergétique.

Chacun de ces domaines comprend à lui seul toute une palette de différentes possibilités de correction. Le domaine structurel dispose des techniques suivantes : « cross-crawl », rééducation du mouvement, correction des muscles hypertoniques, entraînement de la vision, et tous les mouvements facilitant l'intégration.

Pour représenter ceci à l'aide d'une analogie, nous pourrions dire que tout le processus d'investigation ressemble à la recherche de la sortie d'un labyrinthe. C'est là l'objectif. Lorsqu'on choisit le chemin optimal, le plus court chemin, on évite longs détours et errements à l'aveuglette. L'aspect thérapeutique de la Kinésiologie Éducative, et d'autres domaines d'application de la kinésiologie, ne consiste pas à poser d'abord un diagnostic puis apporter une thérapie ensuite, mais bien plutôt à considérer que l'ensemble constitue un processus dynamique, qui comprend parfois des étapes hiérarchiquement dépendantes les unes des autres, et où chaque étape peut se décomposer à son tour en phase de bilan, phase de correction et phase de contrôle.

Avec une pratique cohérente des tests musculaires, nous restons en contact avec l'intelligence du corps, qui est notre guide. Tout se passe comme si nous restions en liaison avec un observateur, qui occupe une position élevée au-dessus du labyrinthe, qui dispose d'une vue dominante de l'ensemble, et qui peut pour cette raison nous donner à tout moment des indications sur la meilleure stratégie à adopter.

La Kinésiologie Éducative est bien plus qu'une thérapie des troubles de la lecture et de l'apprentissage. Elle s'adresse à l'homme dans sa globalité, à sa « difficulté d'être ». Le cerveau ne se déconnecte pas seulement quand on lit ou quand on écrit, mais aussi à cause des problèmes relationnels, du stress professionnel et des soucis personnels. Le processus de base est toujours le même. Je voudrais vous ramener encore une fois brièvement, pour résumer le propos, au chapitre sur le stress. La Kinésiologie Éducative est, dans son application la plus large, un moyen remarquablement utile d'intervention dans tous les domaines de l'existence.

Et maintenant, « last but not least », un mot sur Paul E. Dennison, le fondateur de la Kinésiologie Éducative. Il avait déjà travaillé comme éducateur, puis comme enseignant, avant de devenir directeur des Centres de Rééducation de l'Apprentissage du « Valley Remedial Group ». Malgré sa haute intelligence, il avait eu auparavant à lutter contre nombre de difficultés personnelles très fortes myopie, mauvaise posture, tensions musculaires et dyslexie. A force de patience et de volonté, il réussit à mener ce combat jusqu'à l'obtention d'un doctorat. Parallèlement à sa formation classique, il était constamment à la recherche de nouvelles voies, de possibilités accrues pour ses élèves et pour lui-même. Après qu'il eut essayé bien des techniques différentes, vint la grande phase décisive, avec la rencontre de la kinésiologie, qu'il intégra immédiatement et avec succès à son travail. Son intuition, alliée aux techniques de la kinésiologie appliquée et du Touch for Health, le conduisirent alors à développer ce qu'est aujourd'hui la Kinésiologie Éducative. Paul Dennison, sa femme Gail, et d'autres spécialistes de ce secteur s'attachent continuellement à faire progresser et à améliorer ce système. Chaque année en été a lieu quelque part dans le monde une rencontre internationale. Paul Dennison donne des cours dans le monde entier. Les points majeurs de son travail sont aujourd'hui la recherche, et la formation d'instructeurs, qui pourront à leur tour utiliser sa méthode.

Si vous vous intéressez à la Kinésiologie Éducative, que ce soit à titre personnel ou professionnel, assistez d'abord aux cours Brain Gym 1 et 2, suivis d'un stage sur les Profils d'organisation cérébrale (Brain Gym 3). Toute une série de séminaires supplémentaires sont également proposés sur des thèmes spécialisés (vision, lecture, mouvement, etc.) ainsi qu'une formation d'instructeurs en Brain Gym.

La Kinésiologie Éducative est un outil extraordinairement puissant, et peut être utilisée dans beaucoup de domaines. Bien des parents l'ont utilisée avec succès auprès de leurs enfants, sans qu'il leur soit besoin d'acquérir des connaissances particulières en thérapie. Ce programme trouve également des applications efficaces dans le secteur scolaire ou sportif, même dans les entreprises. Des médecins et des psychothérapeutes ont également intégré la Kinésiologie Éducative à leur travail. Essayez aussi, cela en vaut la peine.

Chapitre 6.

L'intégration pyschocorporelle : l'Hyperton-X de Frank Mahony

Le nom d'Hyperton-X découle de son objectif : l'identification et la suppression de l'état hypertonique des muscles. Les muscles hypertoniques ont en effet une influence profonde sur l'intégration psychocorporelle.

Décédé à la fin des années 1990, Frank Mahony, qui a développé les techniques d'Hyperton-X, était instructeur Touch for Health, et il a animé des ateliers sur l'acupressure, la libération holistique du stress et la rééducation de la dyslexie et des troubles de l'apprentissage outre son propre programme Hyperton-X. Il a travaillé dans le monde entier : aux USA, en Europe, en Australie, en Nouvelle-Zélande.

En 1982, Frank Mahony commença à travailler avec des élèves du secondaire, dans un atelier de lecture qui utilisait des concepts tirés du Touch for Health et d'autres principes holistiques pour le traitement des troubles de la lecture. Remarquant la nette amélioration dans les résultats des élèves, Frank Mahony joignit ses forces à celles de Paul Dennison, l'inventeur de la Kinésiologie Éducative, elle aussi fondée sur le Touch for Health. Frank Mahony fut l'assistant de Paul Dennison lors de stages de Kinésiologie Éducative aux USA et en Allemagne, avant que son propre programme, Hyperton-X, ne devienne une méthodologie originale et autonome. Plusieurs des concepts de Frank Mahony sur le liquide céphalo-rachidien, l'autocorrection et les muscles hypertoniques font maintenant partie des programmes de Kinésiologie Éducative.

Frank Mahony se focalisa sur l'état hypertonique des muscles après avoir fait connaissance avec la Technique Sacro-Occipitale, une méthode de chiropraxie développée par le Docteur Dejarnette. Avec l'aide des docteurs Duarte, Simmons et Buddwigh, Frank Mahony comprit le fonctionnement de la Sacro-Occipitale, et son effet sur le liquide céphalo-rachidien. Puis il développa une méthode de détection et de correction des muscles hypertoniques en relation avec les régions du sacrum et de l'occiput, méthode dont les effets sur les performances physiques et intellectuelles sont profonds et souvent immédiats. Hyperton-X était né.

Puis, en 1982, Frank Mahony commença à tester et à traiter des athlètes de haut niveau. Il travailla plus tard avec plusieurs membres du « Santa Monica Puma Energizer Track Club » pour les préparer aux Jeux Olympiques de 1984 à Los Angeles. Cette expérience permit d'optimiser et d'affiner les concepts d'Hyperton-X. Hyperton-X a remporté des succès significatifs auprès des thérapeutes en dehors des USA, notamment Trevor Savage en Australie et Kay Me Carroll en Grande-Bretagne. Trevor Savage fait état de résultats remarquables auprès d'athlètes en renom tels que Pat Cash, la star du tennis, qui fut capable de se remettre d'une sérieuse blessure au dos en six semaines au lieu des six mois qu'on lui avait prédits.

Mais que signifie réellement l'expression « muscle hypertonique » ? Le tonus est « l'état de tension moyenne d'un muscle, un état de contraction de base, permanent et involontaire, sous la dépendance des centres nerveux ». (*Petit Larousse de la Médecine*). Une définition médicale du muscle hypertonique consiste à dire qu'il est hyperrésistant à l'étirement. Et Frank Mahony le définit ainsi : « Un muscle en état de sur-protection, dont un ou plusieurs symptômes sont : une douleur, un champ de mouvement réduit et/ou une faiblesse, l'origine étant l'état de confusion dans lequel se trouvent les propriocepteurs. (F. Mahony, *HT-X Manual*).

Attardons-nous un moment sur les propriocepteurs pour en éclaircir la signification. « Les propriocepteurs sont des récepteurs nerveux périphériques, des petits capteurs qui se situent à plusieurs niveaux :

- dans les tissus,
- dans les tendons,
- dans les muscles, à l'intérieur du faisceau neuromusculaire.

Voici quelques unes des propriétés des propriocepteurs :

- ils renseignent sur la force exercée par le muscle et sur la tension qu'il reçoit,
- ils indiquent la longueur du muscle, s'il est étiré ou contracté…

En résumé, ce système contrôle en permanence la contraction musculaire dans sa direction, sa force et son amplitude. C'est pour pouvoir exercer ce contrôle à tout moment et en permanence que ces récepteurs ne s'arrêtent jamais de fonctionner. Ainsi le système nerveux aura sans arrêt tous les renseignements nécessaires pour savoir dans quelle position se trouve le corps dans son ensemble, et chaque partie du corps en particulier, de la plus grande à la plus petite. Quelquefois, ce système ne fonctionne pas comme il le devrait. C'est le cas lorsque les réactions de l'individu le surprennent trop brusquement, ou lorsque la fatigue, la maladie ne lui permettent plus de remplir son rôle. » (Daniel Fernandez, Paul Raymond, *L'Ostéopathie*)

Aussi longtemps que le corps exécute des mouvements prévisibles et bien organisés, le cervelet, en liaison avec d'autres centres cérébraux, parvient à intégrer les informations, à les comparer avec les expériences précédentes, et finalement à apporter une réponse appropriée. Immédiatement après la naissance, l'enfant ne possède encore que très peu de contrôle sur sa motricité. Il faut pour cela un système extraordinairement complexe de communication et de feedback qui doit être construit et appris pas à pas.

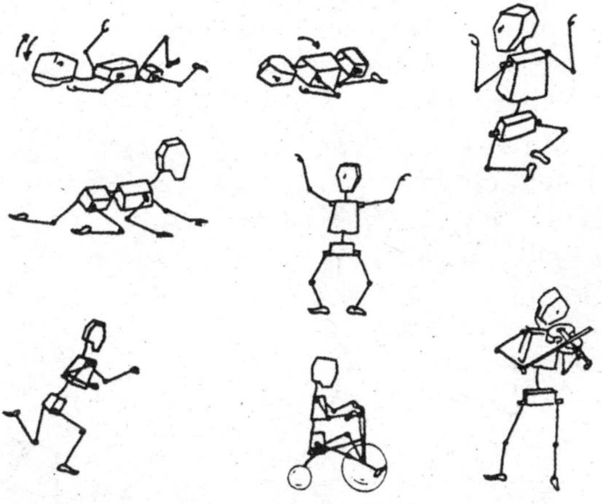

La figure de la page précédente montre les stades de développement au cours desquels le corps progresse d'une activité motrice à l'autre en se fondant sur ce qu'il a appris au stade précédent. Le premier est le stade de tonicité réflexe du cou, au cours duquel le corps apprend à réagir à la gravité. La tête se tourne en réponse à des stimuli variés et construit progressivement des modèles de réponse qui lui permettent d'effectuer des mouvements intentionnels. Le jeune enfant apprend ensuite à se retourner, à s'asseoir, à ramper, à se tenir debout, à marcher, à courir, puis il se tourne vers des activités motrices plus sophistiquées.

Si l'un quelconque des premiers stades n'est pas complètement acquis, à cause d'une maladie, d'un accident ou d'une restriction apportée au mouvement, l'acquisition des stades suivants peut s'en trouver retardée, voire compromise.

Mais revenons au cas où un mouvement soudain et inattendu nous surprend. Admettons que quelqu'un dérape sur une surface glissante. Les choses se passent alors ainsi :

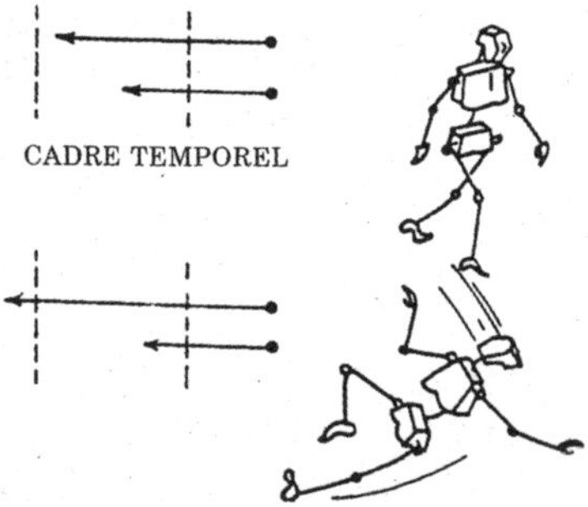

Les propriocepteurs situés dans le ventre du muscle contrôlent les changements de longueur du muscle et la vitesse de ce changement. Ces signaux séparés voyagent à des vitesses différentes en empruntant des voies différents, mais doivent parvenir dans un laps de temps donné au cervelet qui compare le mouvement projeté à des modèles connus (Figure du haut).

Un mouvement violent, soudain et inattendu provoque une arrivée de signaux en dehors du cadre temporel prévu ou connu, ce qui est interprété comme une blessure, même si aucune blessure réelle n'a lieu, avec pour résultat une douleur, une faiblesse et/ou une réduction de la mobilité musculaires (Figure du bas).

En d'autres termes, c'est tout le système de communication qui s'effondre alors, et qui bascule dans un état de confusion. « Si un changement imprévu intervient [...] le faisceau neuromusculaire (propriocepteur) relâché soudainement va devenir silencieux. Il n'enverra plus d'informations au système nerveux central qui l'aura « perdu », et ce système nerveux va alors envoyer des signaux de recherche par une autre voie... La conclusion de ceci est une contraction permanente de ce muscle (Fernandez/Raymond). Le muscle est devenu « hypertonique ».

Il en est de même lorsque les signaux en entrée ne sont pas interprétés par le système nerveux comme « normaux » : le corps réagit alors par une sorte de réaction de défense, et il s'ensuit des douleurs, des faiblesses ou une capacité de mouvement restreinte. Un tel conditionnement peut se prolonger pendant des années, voire même toute une vie. J'aimerais dans ce résumé revenir à l'exemple du traumatisme de la naissance, dont les suites, non seulement psychiques mais aussi physiques et structurelles (posturales) peuvent persister des dizaines d'années en l'absence de corrections.

En réalité, plusieurs facteurs peuvent déclencher l'hypertonicité musculaire. Outre les accidents et les traumatismes, on peut incriminer le surmenage (dû aux activités sportives ou au travail), une posture ou des habitudes motrices défectueuses, le port de talons hauts, et bien d'autres facteurs. Chaque fois, les propriocepteurs sont pour ainsi dire mal programmés, et nous nous étonnons de souffrir de douleurs chroniques, de manquer de concentration ou de n'éprouver aucun plaisir au travail. On peut montrer cet effet de façon tout à fait plaisante.

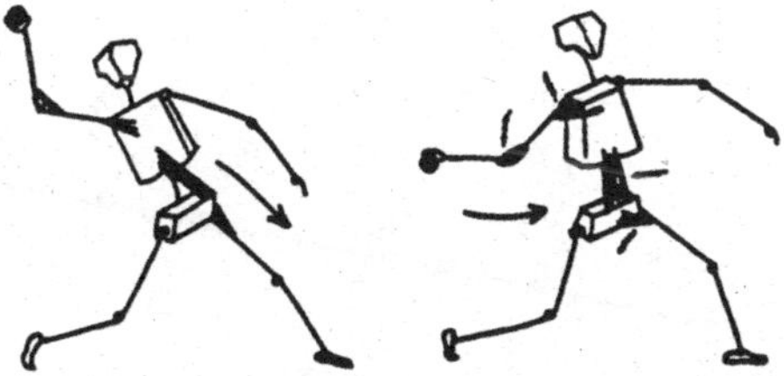

Dans un mouvement de lancer correct, la partie supérieure du corps s'arque en arrière et opère une rotation. La jambe avant conduit le torse, qui conduit l'épaule, qui conduit le bras, qui conduit l'avant-bras, qui conduit le poignet, qui conduit les doigts, en un mouvement de spirale de bas en haut (de la jambe vers les doigts). Si l'un quelconque des muscles fatigue, le corps adopte un mode de compensation du déficit, en recrutant des muscles qui ne sont pas adaptés à cette activité. Le bras qui lance tombe, le corps peut s'arquer moins et tourner plus latéralement qu'en avant, etc. Ceci peut provoquer une tension dans l'épaule, le coude, ou tout muscle sollicité par des demandes inappropriées.

Revenons à Frank Mahony et à la méthode HypertonX. Le concours de nombreux facteurs est essentiel pour une « intégration psychocorporelle » totale. J'aimerais en dire plus dans ce qui suit à ce sujet, sans pour autant entrer profondément dans les détails. Je le répète, ceci n'est qu'une introduction à la kinésiologie.

1. La Zone d'Intégration Commune

Dans le chapitre sur la Kinésiologie Éducative, j'ai déjà brièvement parlé de la « Zone d'intégration Commune »[1] qui est une partie très importante du cerveau humain. « La Zone d'Intégration Commune est localisée dans la circonvolution angulaire *(gyrus angularis)* gauche du cerveau chez 95 % de la population, droit chez les autres. La Zone d'Intégration Commune intègre toutes les informations sensorielles en entrée : les perceptions visuelles, auditives, gustatives, tactiles, les sensations de chaud et de froid, etc., et leur attribue une signification en moins d'un cinquième de seconde. L'auteur est convaincu que les mus-

1. Cette région a été fréquemment désignée par divers noms suggérant son importance primordiale aire d'interprétation générale, aire gnostique, aire de la *connaissance, aire* associative tertiaire, etc. Cependant cette région demeure mieux connue sous le nom d'aire de Wernicke, du nom du neurologue qui a été le premier à décrire son importance dans les processus *intellectuels.* (A. Guyton, *Anatomie et Physiologie du système nerveux*)

cles hypertoniques créent de la « neurostatique », autrement dit des parasites similaires aux parasites radio, qui « embouteillent » les signaux sensoriels en entrée, créant un rapport signal/bruit défavorable. Tout se passe comme lorsqu'on reçoit deux signaux radio, dont la compréhension devient alors par le fait impossible. L'auditeur n'a que trois solutions : trouver un signal compréhensible, rester dans la confusion, ou éteindre. Il en est de môme pour le cerveau. Lorsqu'on identifie et corrige l'état hypertonique des muscles avec la méthode Hyperton-X, la source de confusion est supprimée. » (F. Mahony, *HT-X Manual).* Ajoutons que la théorie de la Zone d'Intégration Commune repose sur les travaux de A. C. Guyton *(Anatomie et Physiologie du système nerveux).*

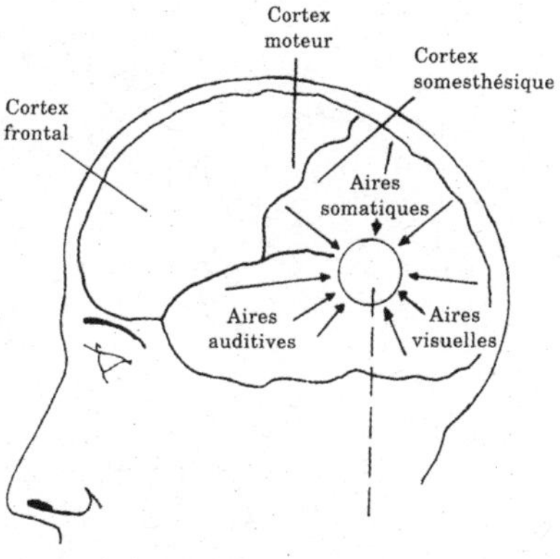

La Zone d'intégration Commune

L'illustration nous montre la localisation, et, sous une forme schématique, le fonctionnement de la Zone d'Intégration Commune : tous les signaux en entrée sont traités simultanément, et pourvus d'une signification. Ces informations sont alors distribuées vers d'autres centres cérébraux, de manière à déclencher les actions appropriées, qu'elles soient physiques (des mouvements par exemple) ou intellectuelles.

En kinésiologie, il existe un point qui permet de tester la Zone d'Intégration Commune. C'est un auxiliaire extrêmement utile pour une évaluation de certains processus du cerveau. Frank Mahony a été l'un des premiers à intégrer ce point à son travail.

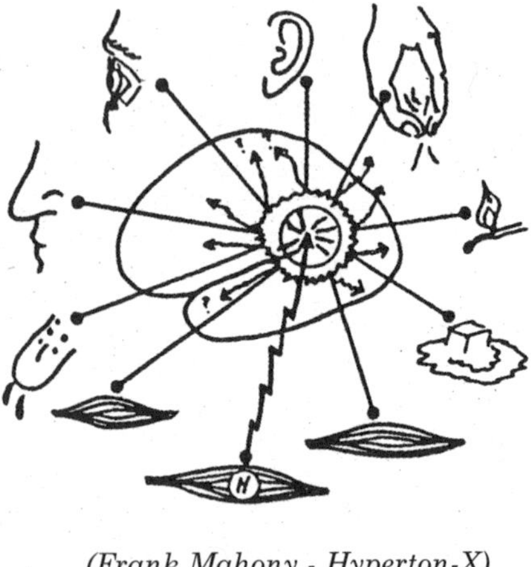

(Frank Mahony - Hyperton-X)

Ce schéma nous montre de façon symbolique la façon dont les muscles hypertoniques (voir le muscles marqués d'un H) perturbent le traitement des informations par la Zone d'Intégration Commune et leur transmission aux autres zones du cerveau.

La circulation du liquide céphalo-rachidien

Le liquide céphalo-rachidien se trouve à l'intérieur d'une membrane nommée dure-mère, qui enveloppe l'ensemble du système nerveux central : cerveau, cervelet, moelle épinière. La dure-mère elle-même a trois points d'ancrage : à l'occiput, au niveau des cervicales 2 et 3, et au sacrum.

La composition du liquide céphalo-rachidien ressemble beaucoup à celle du plasma sanguin, et possède d'importantes fonctions biologiques. Il transporte en effet :

- les déchets métaboliques et les toxines du système nerveux central
- les hormones
- les éléments nutritifs
- les neurotransmetteurs.

La dure-mère rachidienne forme le « core-link » de Sutherland[1] ou « lien tendu » entre

1. William Games Sutherland (1873-1954), ostéopathe de renom, a effectué des recherches sur le crâne pour pouvoir agir sur la circulation du liquide céphalorachidien. Il est également à l'origine de la théorie du mouvement crânien, selon laquelle la boite crânienne n'est pas rigide, mais bouge à un rythme de 6-12 cycles par minute.

occiput et sacrum, de telle sorte que le sacrum et l'occiput sont intimement reliés fonctionnellement. C'est pourquoi les auteurs modernes préfèrent appeler cette unité fonctionnelle le système crânio-sacré. Tout problème du sacrum retentira sur le crâne et vice-versa. » (Fernandez/Raymond, *l'Ostéopathie*)

Frank Mahony s'appuie dans ses conceptions théoriques sur les travaux du Docteur Dejarnette, chiropracteur renommé, qui a développé la Technique Sacro-Occipitale déjà mentionnée. La technique Technique Sacro-Occipitale est fondée sur les mouvements réciproques du sacrum, de la colonne vertébrale et de l'occiput, et leur effet sur la circulation du liquide céphalo-rachidien. Le sacrum, à la base de la colonne vertébrale est considéré comme une pompe pour le liquide céphalo-rachidien. Si une restriction des mouvements du sacrum survient, la fonction de pompe à liquide céphalo-rachidien s'en trouve alors endommagée, et par là même l'efficacité des fonctions biologiques du liquide céphalo-rachidien. D'après les théories de Frank Mahony, ceci a un effet négatif direct sur l'intégration psycho-corporelle, avec toutes les répercussions possibles : troubles de l'apprentissage, problèmes de coordination pour n'en nommer que quelques unes.

Mettons-nous bien au clair sur le fait que ce sont les muscles qui meuvent le squelette, et non le contraire. La méthode Hyperton-X met l'accent sur le travail direct au niveau des muscles hypertoniques dans les zones critiques que sont le crâne, la colonne vertébrale et le sacrum.

2. Le système endocrinien

La liberté du mouvement crânien, également appelé « respiration primaire », peut aussi être entravée par différents facteurs, entre autres par l'hypertonicité musculaire. Pour exprimer ceci de façon simplifiée, de tels muscles n'ont plus « besoin » de la relation directe avec le crâne. Le facteur de trouble peut également provenir du pôle opposé : les pieds. Les talons hauts, et d'une manière générale de mauvaises chaussures, en sont un bon exemple.

Mais revenons au crâne. L'os central du crâne est l'os sphénoïde, dans lequel est enchâssée la plus importante des glandes endocrines : l'hypophyse. L'hypophyse contrôle toutes les autres glandes endocrines : thyroïde, thymus, pancréas, surrénales, ovaires, testicules, etc. Le système endocrinien contrôle à son tour toutes les fonctions importantes du corps par l'intermédiaire des hormones. Son importance ne doit absolument pas être sous-estimée. C'est le mouvement des os crâniens, ou plus exactement l'oscillation du sphénoïde qui effectue un mouvement de massage alternatif des lobes antérieur et postérieur de l'hypophyse. Ceci a bien entendu un effet positif sur nos capacités de rendement, et en particulier sur l'efficacité du système endocrinien.

J'ai isolé ces trois points pour vous permettre de mieux comprendre les bases d'Hyperton-X. Un autre facteur important est constitué par un fonctionnement correct des mécanismes respiratoires, sur lequel je ne souhaite pas m'étendre ici. Pour résumer nous pourrions aussi bien dire que le système nerveux central dépend de l'exactitude et de la clarté des informations qu'il reçoit pour pouvoir assurer à son tour ses fonctions de contrôle qui sont des fonctions vitales. L'efficacité du système nerveux central peut se trouver diminuée si la circulation du liquide céphalorachidien l'est aussi, ou à cause de l'hypertonicité des muscles. Les muscles hypertoniques fonctionnent comme des signaux de détresse pour le système nerveux central, outre leur influence mécanique, et génèrent de la confusion, des troubles de l'apprentissage et des problèmes de coordination. C'est en ce sens que la correction des muscles hypertoniques peut nettement contribuer au bien-être général, ou à l'amélioration de l'efficacité thérapeutique d'autres méthodes.

Mais je vous ai suffisamment mis à la torture, et vous ne savez pas encore comment la méthode Hyperton-X fonctionne et agit en tant que telle. Nous allons donc aborder l'aspect pratique. Remettons-nous simplement encore une fois quelques faits en mémoire.

Chaque muscle peut prendre deux états : contraction et extension. C'est entre ces deux pôles que se situe sa mobilité normale (range of motion). Les muscles hypertoniques se trouvent dans une sorte d'état de tension chronique, et ne peuvent donc ni se contracter ni se détendre complètement. Ils sont souvent à l'origine de douleurs chroniques et donnent une réponse faible aux tests kinésiologiques. L'illustration suivante vous montre quelques exemples de mobilité normale.

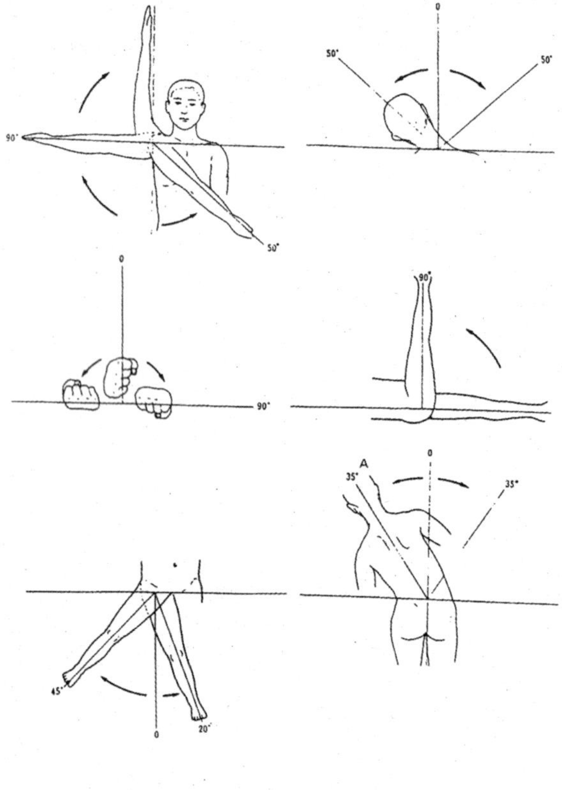

Mobilité normale
(Frank Mahony - Hyperton-X)

Comment identifie-t-on un muscle hypertonique ? Vous cherchez d'abord de nouveau un muscle indicateur fort, qui ne soit pas identique au muscle à tester. Vous mettez maintenant le muscle à tester, prenons par exemple le grand fessier, en position d'extension maximale sans, et cela est très important, que cette position ne provoque aucune douleur. Testez maintenant simultanément le muscle indicateur. Si celui-ci devient faible, le muscle concerné est hypertonique.

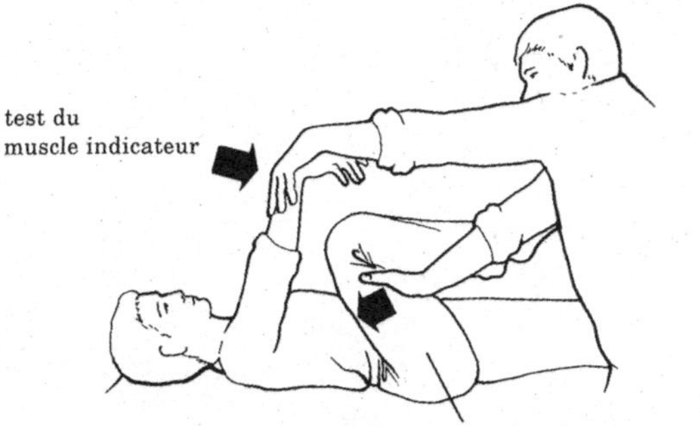

Le corps humain comprend en tout plus de six cent muscles. Vous pouvez facilement imaginer qu'il est impossible d'effectuer des centaines ou même ne serait-ce que des douzaines de tests à la fois, pour identifier un éventuel muscle hypertonique. Le programme de base Hyperton-X n'utilise environ qu'une quarantaine de muscles différents.

Après avoir fait connaissance de la Technique Sacro-Occipitale, Frank Mahony utilisa principalement et presque exclusivement un exercice des plus simples pour assouplir et masser la région du sacrum, dans le but d'améliorer la fonction de pompe du liquide céphalo-rachidien. Il consiste à s'asseoir au sol, sur une surface suffisamment ferme. Vous vous asseyez de telle manière que la totalité du poids du corps repose sur la partie inférieure de la colonne vertébrale. Puis vous vous balancez d'avant en arrière, et faites de même de gauche à droite. C'est un excellent exercice pour l'assouplissement du sacrum, en même temps que des muscles et du tissu conjonctif. Frank Mahony a pu établir que cet exercice à lui seul avait déjà un effet positif sur les difficultés d'apprentissage, même si celui-ci n'était que temporaire.

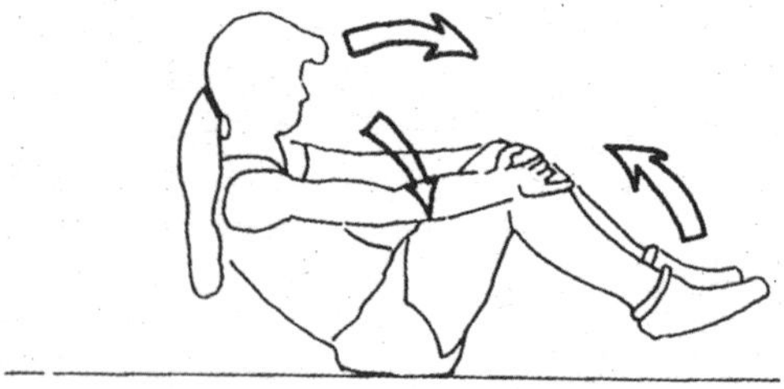

Assouplissement du sacrum

Par la suite, Frank Mahony en vint à aborder la façon d'incorporer le travail sur les muscles liés au sacrum et à l'occiput. Les deux premiers groupes de muscles, qui semblent avoir l'influence la plus importante sur les autres muscles sacro-occipitaux, sont les ischio-jambiers, trois muscles qui forment un ensemble, et naissent sur l'ischion (un des trois os du bassin), et le trapèze supérieur qui naît de la base de l'occiput.

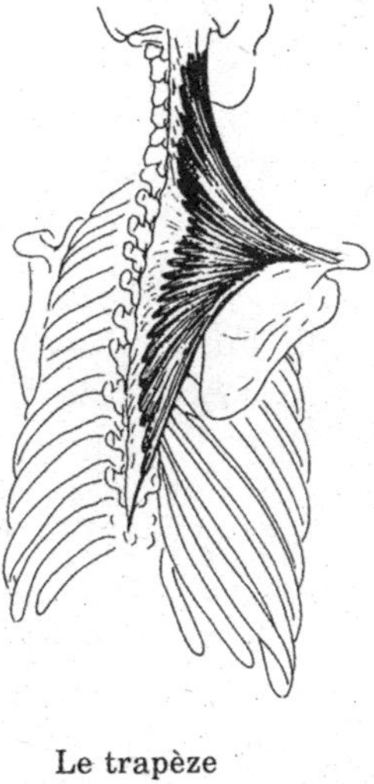

Le trapèze

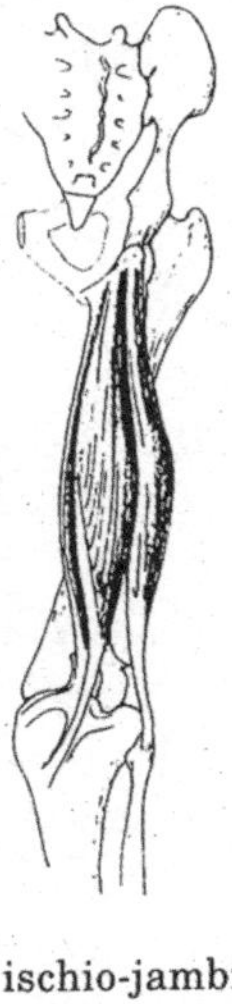

Les ischio-jambiers

(Blandine Calais-Germain - Anatomie pour le mouvement)

L'état hypertonique de ces muscles semble avoir un effet désorganisateur sur les muscles voisins des deux régions. A une époque plus avancée de la recherche, la liste s'étendit finalement à huit muscles primaires et huit muscles secondaires. Voici la liste des huit muscles primaires :

- le diaphragme,
- le fléchisseur propre du gros orteil,
- le long fléchisseur commun des orteils,
- le soléaire,
- les jumeaux de la jambe (gastrocnémiens),
- le grand fessier,
- les ischio-jambiers,
- le trapèze supérieur.

Selon Frank Mahony, le diaphragme représente dans 95 % des cas le muscle prioritaire pour l'intégration psychocorporelle. Ceci n'a rien d'étonnant, car le cour et le diaphragme sont les deux muscles les plus importants du corps. Le diaphragme est le « muscle-clé » de la respiration, sépare le ventre de la cage thoracique, est traversé par l'aorte et l'œsophage, et possède une relation directe avec les émotions. C'est une des raisons pour laquelle différentes thérapies comme le travail corporel reichien, la bio-énergie ou le rebirthing attachent tant d'importance à la respiration profonde. Un diaphragme hypertonique est souvent caractérisé par un manque d'expansion abdominale et une préférence pour la respiration thoracique.

Je vous ai déjà brièvement décrit comment un muscle hypertonique pouvait être identifié par le test. Comme vous le savez aussi déjà, la méthode Hyperton-X se concentre avant tout sur des groupes de muscles très spécifiques. Dans la mesure où il est impossible de tester complètement toute cette série de muscles, Frank Mahony utilise le système de l'acupuncture comme référence c'est le test des méridiens qui révèle les priorités du corps. C'est parce qu'un méridien déterminé est en relation avec des muscles spécifiques que l'on peut identifier les muscles hypertoniques simplement.

La correction

Pour changer l'état hypertonique du muscle, on amène le muscle dans sa position maximale d'extension. Le muscle est contracté de façon isométrique pendant que la personne expire. Le processus est répété trois fois en tout. Puis on teste de nouveau le muscle indicateur, qui doit alors être fort. Ceci représente en quelques mots l'essentiel de la correction.

Si je ne rentre pas ici dans les détails, c'est pour la raison suivante : il m'importe avant tout de vous expliquer ce que sont les muscles hypertoniques, quelle est l'influence qu'ils exercent sur la totalité de l'organisme, et quels sont les bénéfices que l'on peut attendre lorsqu'on corrige un muscle hypertonique. Le processus en tant que tel est simple et rapide, mais nécessite que soit prise en compte toute une série de détails pratiques. C'est pourquoi il vaut mieux y assister par soi-même, ou mieux encore l'expérimenter sur son propre corps.

Dans les séminaires Hyperton-X, l'on apprend encore à appliquer un système global de tests (une sorte de « checkup »). On se trouve ainsi en mesure d'établir une liste complète de facteurs et de fonctions, sur le plan corporel, émotionnel ou spirituel, puis de déterminer des corrections particulières. Dans sa structure, ce système est proche d'autres ensembles conceptuels rattachés à la kinésiologie, comme la Kinésiologie Éducative, le Touch for Health, Three in One, entre autres. C'est la méthode elle-même qui est très spécifique, puisqu'elle met avant tout l'accent sur les muscles hypertoniques.

Quand on fait l'expérience d'une correction HypertonX sur son propre corps, on constate alors à quel point ce type de travail corporel est agréable et bénéfique. On fait l'expérience de quelque chose de libérateur, comme si l'on était plus grand, plus léger et plus détendu. Il arrive souvent que la correction soit accompagnée d'émotions réprimées ou refoulées. Ce n'est cependant pas un « must » et les participants ne sont jamais forcés à aller dans cette direction.

J'ai parfois personnellement utilisé le programme Hyperton-X avec succès, de façon détournée de son objet, comme s'il s'agissait d'une sorte de « stretching ». Ceci se passait lors de groupes de thérapie à orientation plus psychologique, si bien qu'il n'y avait pas de tests kinésiologiques. J'ai simplement utilisé les corrections HypertonX comme programme d'exercices. Tous les participants aux séminaires étaient à chaque fois séduits, et demandaient spontanément des exercices supplémentaires.

Parallèlement au programme de base, Frank Mahony a développé toute une panoplie de techniques pour des domaines d'application spécifiques. Ainsi existe-t-il par exemple un programme de préparation à la naissance pour les femmes enceintes et leurs partenaires, un programme pour les pieds, les muscles intercostaux, la peau hypertonique et d'autres encore. Vous pouvez apprendre le programme de base au cours d'un séminaire de quatre jours, ou en deux modules de deux jours.

Chapitre 7.

Les hypersensibilités et les allergies : la kinésiologie de la santé du Dr Jimmy Scott

La Kinésiologie de la Santé a été développée par le Docteur Jimmy Scott. Jimmy Scott obtint son titre de docteur en psychophysiologie à l'Université de Caroline du Nord en 1966. Il travailla à la Faculté de Médecine de l'Université de Caroline du Nord, puis à l'Université de Californie (Davis et San Francisco). Il travailla également quatre ans à l'Institut National pour la Santé Mentale. Jimmy Scott est l'auteur de nombreuses publications scientifiques. Depuis bientôt quinze ans, il exerce en pratique privée. La majeure partie de ses activités consiste à animer des séminaires et à enseigner ses techniques dans le monde entier.

La Kinésiologie de la Santé est le résultat de recherches et d'expérimentations cliniques intensives. Ses méthodes sont presque exclusivement énergétiques. Les blocages d'énergie, qu'ils soient anciens ou récents, d'origine psychique ou physique, influencent la manière dont nous entrons en interaction avec notre environnement. Considérons d'abord le modèle énergétique de Jimmy Scott. Nous avons déjà parlé du système des méridiens. Le modèle de la Kinésiologie de la Santé affine encore ce concept.

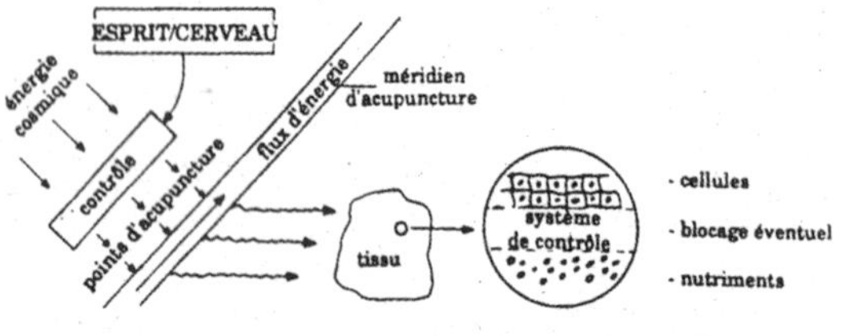

Commençons à lire ce diagramme par l'angle supérieur gauche. Le corps est exposé en permanence aux influences de l'énergie cosmique dont il est imprégné. Mais une sorte de système de contrôle s'interpose (système psychophysique), qui filtre l'énergie qui lui parvient. Finalement l'énergie pénètre dans le système des méridiens, et parcourt le corps dans une direction donnée. L'énergie se répand alors à partir des méridiens dans les tissus environnants. Mais quel est le fonctionnement énergétique au niveau tissulaire ? L'agrandissement en bas à droite du schéma nous montre le processus au plan cellulaire. Pour fonctionner de façon optimale, toutes les cellules ont besoin d'éléments nutritifs spécifiques. Pour pouvoir identifier ces substances, il existe également un système de contrôle. Mais ce système peut être perturbé par des blocages d'énergie : les cellules, et par conséquent le tissu, ne recevront plus un apport nutritionnel optimal.

Les suites possibles de tels blocages d'énergie sont :

- une substance ou un message correct pénètre dans le mauvais organe,

- une substance ou un message incorrect pénètre dans le bon organe.

La Kinésiologie de la Santé traite d'un large spectre de possibilités de blocages énergétiques allant du domaine physique au domaine psychique. L'un des aspects du travail de Jimmy Scott est devenu très célèbre : c'est celui du traitement, ou mieux, de la correction des allergies. Jimmy Scott est un nutritionniste connu, et il semble avoir lu tout ce qui a été publié sur ce sujet. La technique antiallergiques qu'il a développée ces dernières années est un exemple frappant de l'efficacité des méthodes kinésiologiques et énergétiques. Le livre qu'il a consacré à ce thème porte le titre provocateur de « *Vaincre ses allergies en quelques minutes* ».

Je ne peux vous dire qu'une seule chose : cela fonctionne réellement. Bien des médecins, des praticiens de santé (naturopathes) et autres thérapeutes ont depuis lors tous fait la même expérience : on est d'abord enthousiasmé à l'idée que quelque chose de ce genre soit possible. Puis, lorsqu'on fait l'expérience de la facilité, de la rapidité (quelques minutes !) et de l'économie de moyens avec lesquelles la technique antiallergiques fonctionne, l'on devient sceptique. Enfin, quand on intègre cette méthode à sa pratique, et que l'on constate qu'elle est réellement efficace, c'est l'enthousiasme d'origine qui revient.

Dans les pages qui suivent, j'essaierai de vous donner une représentation globale du thème de l'allergie du point de vue de Jimmy Scott. Si vous vous intéressez plus avant à ce domaine, je vous conseille de vous reporter à l'ouvrage de Jimmy Scott, (Vaincre *ses allergies en quelques minutes,* Guy Saint-Jean Éd.), ainsi qu'à un article de la revue *« Nutrition Évolutive »,* n° 6, deuxième trimestre 1989, Retz Éd., sur le thème : « Allergies *cachées l'approche énergétique »,* qui est un article de synthèse.

Dans son livre, Jimmy Scott présente les techniques de base, qui, selon son témoignage, peuvent corriger une allergie dans 80 à 90 % des cas. Je ne m'attarderai pas sur les détails techniques, que vous trouverez exposés in extenso dans l'ouvrage cité.

Qu'est-ce qu'une allergie ?

Du point de vue de la médecine classique, l'allergie est le résultat d'une exposition répétée ou excessive à une substance spécifique, l'antigène. En réponse à cette substance, le corps produit des protéines, connues sous le nom d'anticorps, qui s'unissent spécifiquement à l'antigène en question. Quand le corps est soumis à un certain antigène, il produit d'immenses quantités de l'anticorps correspondant, qui bloquent les molécules d'antigènes, déclenchant des réactions chimiques dans les cellules du corps pour annihiler ou détruire l'antigène. Ce sont ces réactions chimiques qui sont responsables des symptômes allergiques tels que le gonflement, la douleur, la démangeaison, la rougeur ou la sécrétion de mucus.

La définition de Jimmy Scott se démarque totalement de ce concept. En Kinésiologie de la Santé, on parle d'allergie « lorsque l'énergie est modifiée par l'exposition à une substance », affaiblissant ainsi un muscle indicateur. Cette théorie ne conteste pas le fait qu'il existe une réaction anticorps-antigène dans le corps. Mais la définition de l'allergie que donne la Kinésiologie de la Santé est une perturbation énergétique, qui précède une réaction biochimique. C'est pourquoi cette conception est plus fondamentale, et beaucoup plus subtile que celle du modèle médical.

De nos jours, de plus en plus de personnes souffrent d'allergies. La raison en est que notre environnement est de plus en plus empoisonné, que la nourriture est en grande partie dénaturée, que l'eau « potable » normale n'est plus à recommander, et que la plupart du temps nous sommes sous l'influence de stress professionnels ou autres. D'autre part, la majorité des gens portent encore plus atteinte à leur équilibre intérieur avec les médicaments de synthèse et les tranquillisants (les Français sont, de loin, champions d'Europe en ce domaine), le café, l'alcool, la consommation massive de sucre, le port de vêtements en fibres synthétiques, la lumière artificielle et les nuisances de l'habitat. Cette liste pourrait être étendue sans peine.

Tout ceci nous conduit à ce que notre niveau d'énergie vitale baisse constamment, affaiblissant de ce fait les défenses de notre corps. C'est ce qui peut expliquer que de plus en plus d'individus présentent des réactions allergiques à des substances parfaitement normales et naturelles. La plupart des médecins peuvent d'ailleurs en témoigner.

C'est pourquoi beaucoup d'entre nous souffrent de symptômes d'ordre physique, mental ou spirituel, qui, sauf cas exceptionnel, ne sont pas correctement diagnostiqués. On raconte aux gens que leurs problèmes sont imaginaires, et/ou on les traite avec des médicaments inadéquats. Jimmy Scott a pu établir que lorsqu'on élimine les allergies sous-jacentes, bien des maladies disparaissent purement et simplement. Pour les raisons déjà citées et pour d'autres encore, bien des gens souffrent d'allergies sans le savoir, ou sans que leur médecin le sache.

Pourquoi une allergie est-elle « cachée » ?

Auparavant, on ne regroupait sous le terme d'allergie qu'un nombre restreint de symptômes, par exemple un nez qui coule, des yeux rouges, des éternuements ou une éruption cutanée. Aujourd'hui, en revanche, le spectre s'est considérablement élargi troubles digestifs, maux de tête, douleurs musculaires, arthrite, modification de la glycémie, toxicomanies et problèmes psychologiques, entre autres.

D'après les expériences de Jimmy Scott, la plupart des tests d'allergie ne sont pas suffisamment exacts pour pouvoir les découvrir toutes, en particulier ce que l'on nomme les allergies « cachées ». Les procédés classiques employés pour le diagnostic de l'allergie sont les suivants :

- les tests cutanés,
- les tests sublinguaux,
- les tests sanguins,
- le test du pouls,
- les tests alimentaires.

Chacun de ces procédés a ses désavantages, et peut donc permettre à une allergie de demeurer cachée. Mais revenons sur les raisons pour lesquelles ces allergies sont cachées. Jimmy Scott parle de trois facteurs essentiels

1. Le mucus masque les symptômes allergiques

Dans bien des cas, les personnes concernées savent qu'elles souffrent d'une allergie alimentaire, mais une proportion plus importante encore a affaire à une allergie sans le savoir, car leurs symptômes sont masqués par du mucus et par d'autres substances sécrétées par le corps. Pour anticiper un peu, tous les aliments, ceux dont vous vous nourrissez tous les jours, et en particulier ceux dont vous avez l'impression d'avoir vraiment besoin, le pain par exemple, peuvent être suspectés d'être à l'origine d'une allergie. Il en va de même, bien entendu, des boissons.

Quand le corps réagit par une allergie à un aliment, peut-être parce que celui-ci est dénaturé, « son système digestif commence à mal fonctionner, et ne peut digérer l'aliment correctement. Les particules alimentaires non digérées passent dans des zones du système digestif où elles ne devraient pas se trouver. Le corps sécrète alors du mucus pour se protéger contre ces substances irritantes. Cette couche de mucus intestinal réduit l'absorption des substances allergènes, protégeant ainsi la personne en question : des allergies cachées remplacent alors les réactions allergiques manifestes. » (J. Scott)

Il n'existe donc plus de réactions allergiques directes non seulement la sécrétion de mucus est-elle inhibée, mais aussi l'absorption d'autres substances nutritives importantes (vitamines, minéraux) auxquelles la personne n'est pas sensible. « Résultat : vous êtes du point de vue nutritionnel de plus en plus carencé et allergique, et vous développez un « cal » intestinal de plus en plus important. Vous absorbez de moins en moins ce dont vous avez besoin. Vous êtes entré dans un cercle vicieux ! » (J. Scott)

2. Certains symptômes ne peuvent être directement observés

ou

3. ne peuvent pas être reconnus comme étant des symptômes d'allergie.

Nous allons examiner ces deux points de façon globale. Bien des réactions allergiques sont directement observables, sur la peau, par exemple, au niveau des yeux, etc. D'autres, en revanche, sont des réactions à long terme, Jimmy Scott décrit tout ceci de façon très claire : « Par exemple la membrane synoviale, dans une articulation arthritique peut, à cause d'une allergie, se modifier sans qu'aucun symptôme ne soit ressenti. Les arthrites peuvent évoluer jusqu'à devenir estropiantes, sans que le sujet ne suspecte qu'une allergie en est la cause. J'ai vu des patients – auparavant prématurément âgés, voûtés, perclus d'arthrite, aujourd'hui sains, actifs et heureux – transformés par l'élimination des allergies sous-jacentes et par un programme nutritionnel approprié.

Jimmy Scott cite encore d'autres exemples, où une allergie était responsable d'un symptôme ou d'une maladie donnée fibromes utérins, kystes fibreux du sein, hypertension, tensions musculaires, sclérose en plaques et même cancer. Ceci ne signifie naturellement pas que pour chacune de ces maladies existe toujours une allergie sous-jacente.

Que pouvons-nous donc faire ? La voie classique consiste soit à apprendre à vivre avec le problème, autrement dit à éviter la substance incriminée, ou à subir un traitement de désensibilisation, s'il est impossible d'éviter totalement le contact avec la substance en question. C'est extrêmement important pour ce genre de personnes, qui pourraient mourir si elles entraient en contact avec la substance (le venin d'abeille par exemple).

Dans les traitements de désensibilisation, la substance est employée comme un intermédiaire contre lequel le corps réagit. C'est le même principe que pour la vaccination. Réfléchissez un moment à la question suivante si ces substances sont d'une telle toxicité pour l'individu, comment peuvent-elles servir à vaincre les allergies ? Jimmy Scott avance, comme de nombreux chercheurs, que ce type de traitement ne soigne pas l'allergie en tant que telle, mais bien plutôt qu'il affaiblit progressivement le système immunitaire, au point que le corps n'est plus en mesure de manifester de réactions allergiques.

Le point de vue de la kinésiologie définit les allergies comme des perturbations énergétiques, qui font leur entrée lorsque la personne est exposée à une substance déterminée. La preuve peut en être faite par le test musculaire. Le cours de base « Touch for Health » nous enseigne déjà à effectuer des tests simples sur les aliments, et à faire la différence entre les substances positives, négatives et neutres. La méthode Scott diffère un peu de cette conception, dans la mesure où elle nous montre que l'on peut corriger l'énergie corporelle, jusqu'à ce qu'il n'y ait plus de réaction allergique. Et ceci en quelques minutes ! Fantastique

Comment corrige-t-on une allergie ?

1. Équilibrage énergétique des méridiens

J'ai déjà maintes fois répété que l'on ne doit jamais exécuter un test sur un thème donné directement. En ce qui concerne la question des allergies, il n'y a aucune exception. Ceci implique que vous devez, là aussi, effectuer quelques tests préliminaires.

Un autre élément important en Kinésiologie de la Santé est de s'assurer avant le test spécifique d'allergie, que la circulation d'énergie dans les méridiens est équilibrée avant d'effectuer tout autre test que ce soit, pour être certain de ne tester la réaction de la personne qu'à la substance en question. On peut le faire en utilisant les méthodes du Touch for Health. Jimmy Scott propose une autre version, qui se fonde sur la théorie des cinq éléments. On trouve les points réflexes des cinq éléments entre autres dans la région du nombril. Mais il n'est pas nécessaire de connaître le processus exact pour nos besoins actuels de compréhension.

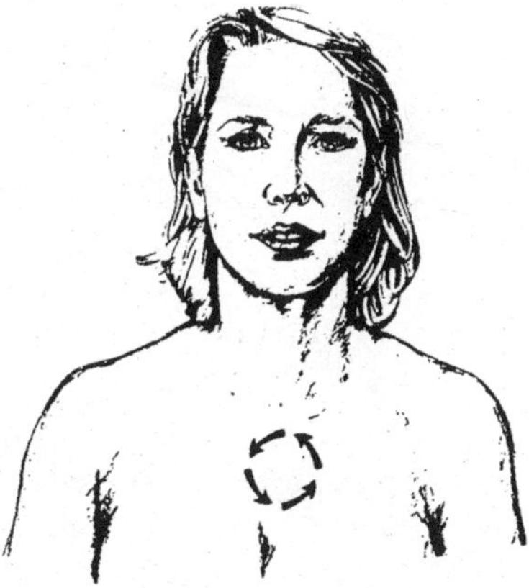

L'illustration vous montre comment l'énergie corporelle peut être rééquilibrée de façon simple. Tapotez avec plusieurs doigts la région du sternum en effectuant un mouvement circulaire dans le sens des aiguilles d'une montre. La pression ne doit pas être trop forte, inférieure par exemple à celle qu'on utilise pour casser un œuf. Tapotez pendant environ trente secondes. Une remarque : bien que cette technique équilibre l'énergie dans le corps, ses effets ne sont pas aussi durables que ceux d'un rééquilibrage énergétique au sens propre. Elle n'a pour ainsi dire pas d'effet curatif. Elle sert cependant à garantir que l'énergie des méridiens est équilibrée pour la durée d'une session.

2. Stimulation de la fonction à traiter

Il s'agit là tout simplement d'exposer la personne testée à la ou les substances concernées. Normalement, on met la personne en contact avec la substance directement, ou à l'aide d'un contenant.

3. Identification des circuits perturbés

Si la personne réagit de façon allergique au contact du stimulus, le corps le montre en fournissant une réponse faible du muscle indicateur. Il n'est en aucun cas souhaitable que la personne montre des symptômes au sens médical du terme. Les réactions du muscle indicateur sont largement suffisantes. D'après Jimmy Scott, la réaction anticorpsantigène n'est qu'une mesure défensive que le système immunitaire prend dans un second temps. Le corps commence par présenter des signes de perturbation énergétique. Pour employer une image : il n'y a pas lieu d'attendre que la bombe explose ; nous entendons le tic-tac et nous la désamorçons immédiatement.

4. Correction des perturbations énergétiques

Pour connaître le processus exact, vous pouvez vous reporter de nouveau à l'ouvrage de Jimmy Scott. Il nous suffit ici de comprendre le principe de base. Dans la mesure où toutes les perturbations énergétiques se manifestent au niveau des méridiens, il est également possible d'exercer ce contrôle sur le « lieu » exact de la perturbation (déterminé par le contact avec la substance spécifique), puis de le corriger à l'aide de moyens simples.

5. Renforcement de la correction

Tout se passe comme si nous avions remplacé ou réenclenché des fusibles qui avaient « sauté », ou « grillé » à cause d'une surcharge de la ligne électrique (la substance concernée). A la deuxième étape, le corps disait qu'il ne pouvait entrer en contact avec une substance donnée sans se défendre massivement. Maintenant le muscle indicateur fort nous montre que le corps ne réagit plus. L'allergie est corrigée.

Dans le chapitre : « Le test musculaire comme système de feedback du corps », j'ai voulu donner un modèle général de la façon dont se déroule une séance (voir page 46). Nous venons de voir celui que Jimmy Scott propose. Comme vous pouvez le constater, les deux reposent sur les mêmes principes.

Procédure générale pour les corrections énergétiques en Kinésiologie de la Santé

1. Équilibrage de l'énergie dans les méridiens.
2. Stimulation de la fonction à tester.
3. Identification des circuits perturbés.
4. Correction des perturbations énergétiques.
5. Renforcement de la correction.

Voyons le deuxième point de façon plus approfondie, afin de mieux comprendre à quel point il est simple de travailler en kinésiologie, lorsqu'on a compris les principes de base. Écoutons de nouveau Jimmy Scott.

« Tout déséquilibre énergétique dû à un stimulus doit être stimulé par l'exposition à ce stimulus. C'est seulement ainsi que vous pourrez déterminer ce qu'il faut faire pour équilibrer l'énergie en présence du stimulus déséquilibrant. Puisque ce stimulus peut être un concept psychologique, une pensée, une position particulière des yeux, une sensation auditive, visuelle, tactile, une photographie, une position du corps ou une substance, nous pouvons ne pas savoir de quel stimulus il s'agit lorsque nous équilibrons initialement la personne. Mais ensuite nous pouvons lui demander de faire quelque chose de particulier : regarder une couleur, un livre, prendre une position donnée, sentir un produit chimique, penser à quelque chose (un stress, un souvenir, une idée, un objectif, un problème), écouter, toucher ou goûter quelque chose. Nous pouvons aussi lui demander de toucher certains points réflexes. Dans chaque cas, nous stimulons le système énergétique pour voir s'il est perturbé par un tel stimulus, l'hypothèse de base étant que toute perturbation énergétique est indésirable. »

Allergie et intolérance

Les réactions aux aliments ou à d'autres substances n'ont pas toujours une allergie pour base. Jimmy Scott a rassemblé toute une liste de facteurs qui peuvent l'expliquer. Je n'en citerai que quelques uns, sans entrer ici dans les détails :

- substances toxiques,
- agents infectieux,
- irritation locale des tissus,
- stimulation locale des tissus,
- température critique (refroidissement),
- glycémie,
- déficiences du système digestif,

- combinaisons alimentaires incorrectes,
- facteurs psychologiques.

De tels facteurs peuvent être regroupés sous le terme d'intolérance, ce qui veut dire qu'il s'agit alors d'une surcharge quantitative du corps par une substance qu'il ne peut plus affronter de façon normale. « L'allergie est une perturbation de l'énergie du corps, causée même par la plus petite quantité d'une substance (un simple grain de froment par exemple). L'intolérance quant à elle, est un processus biochimique-métabolique, et ne se manifeste pas, à moins que la personne ne soit exposée à une quantité de substance supérieure à celle que le corps peut tolérer. Si l'allergie au froment d'une personne a été corrigée, alors l'exposition à une infime quantité ne peut produire aucune réaction ; mais cette personne peut encore avoir une faible tolérance au froment, et peut développer une réaction si elle est exposée à une tasse ou même à une cuillère de froment ». (J. Scott)

Pour la compréhension de l'ensemble, je dois mentionner le fait qu'il existe aussi un test spécifique pour les intolérances. C'est pourquoi l'on peut établir une différenciation nette entre allergie (perturbation énergétique) et intolérance (perturbation biochimique/métabolique). Bien entendu, il existe, tout comme pour les allergies, une correction de l'intolérance, qui permet au corps de supporter des doses plus élevées d'une substance donnée. Ceci trouve toute son importance dans les cas où le contact ne peut être évité, par exemple avec les nuisances environnementales qui peuvent être décelées sur le lieu de travail ou d'habitation.

L'application des deux techniques de correction – allergies et intolérances – est d'une utilité inestimable dans la pratique. Je ne peux que vous les recommander, surtout si vous travaillez avec des patients.

Au début de ce chapitre, je disais que la technique antiallergies dont nous avons parlé était efficace dans environ quatre-vingts à quatre-vingt-dix pour cent des cas. Mais Jimmy Scott a apporté une modification à cette technique, de sorte qu'elle peut maintenant corriger cent pour cent des allergies. Il intitule cette pratique la « Correction Symbiotique de l'Énergie » Non seulement il est possible de corriger chaque allergie, mais, en utilisant les extraits appropriés, il devient possible de corriger toutes les allergies en même temps.

« Comme pour tous les procédés de la Kinésiologie de la Santé, les effets sont très puissants et n'exigent ni répétition du processus, ni renforcement ou autres exercices. D'après l'expérience que nous avons acquise jusqu'à maintenant, les résultats sont permanents. Des personnes équilibrées avec la « Correction Symbiotique de l'Énergie » ont été retestées plus de quatre ans après, sans aucune perte de l'effet. Certaines personnes peuvent présenter des réactions dues à une surcharge de la substance (dépassant leur seuil de tolérance), mais personne n'est jamais redevenu allergique. » (J. Scott)

Pour conclure sur ce thème de l'allergie, j'aimerais vous présenter brièvement un certain nombre de cas tirés de la pratique, extraits de l'ouvrage de Jimmy Scott. Mais d'abord une remarque préliminaire importante. Parce que les allergies peuvent générer à peu près tous les symptômes imaginables, les effets des corrections semblent également couvrir un large spectre. Dans les études de cas qui suivent, les allergies ne représentaient qu'une partie d'un problème plus général, et leur correction devait être accompagnée de mesures complémentaires, telles qu'un programme nutritionnel équilibré ou une autre correction au niveau psychologique.

Il est possible, et dans les cas sévères vraisemblable, que le corps ait besoin de plus de temps pour réparer les tissus endommagés par l'allergie. Dans bien des cas, les personnes présentent cependant des améliorations pratiquement spontanées. Pensez aussi au fait que ce n'est pas toujours une allergie qui est en cause. Les méthodes de la Kinésiologie de la Santé (comme d'ailleurs toutes les autres méthodes de la kinésiologie) ne sont en aucun cas une technique pour le traitement des maladies, mais simplement un processus de restauration de l'équilibre énergétique. Après cela, le corps peut mettre en œuvre ses propres forces d'autoguérison.

Voici donc les quelques études de cas que j'ai choisies.

Polypes du colon

Donald éprouvait des douleurs au colon depuis quelque temps. Quand il commença à avoir des saignements occasionnels, il se décida à subir un examen médical. Un examen systématique révéla des polypes dans la descente du colon. Certains d'entre eux furent supprimés chirurgicalement, mais ils recommencèrent à se développer. Désespéré, Donald vint à mon bureau. Nous découvrîmes qu'il était allergique au café, au froment, aux produits laitiers et aux coquillages. Après avoir éliminé ces aliments de son régime, il vit les saignements disparaître, et l'examen médical qui suivit ne put trouver aucune trace de polypes.

Maladie fibrocystique du sein

Eileen, une acupunctrice diplômée, arriva à mon bureau très effrayée. Elle s'était récemment découvert une petite grosseur au sein, et avait été plus effrayée encore par les résultats de l'examen médical. Mes tests révélèrent une allergie aux produits chimiques, aux chats, et à plusieurs aliments. Après seulement dix semaines de suppression de ces aliments, et après correction de l'allergie, la grosseur au sein n'était plus détectable.

Cancer

Miriam vint me voir avec un diagnostic de tumeur au cerveau. À cause de sa santé délicate, nous dûmes effectuer les procédures d'équilibrage énergétique lentement, et les corrections des allergies prirent cinq séances. Dans les deux semaines qui suivirent la fin de ce processus, les radios de Miriam ne montraient plus aucune évidence de la tumeur, et elle se mit à préparer un voyage à l'étranger qu'elle remettait depuis longtemps.

Je crois que ces comptes-rendus parlent d'eux-mêmes. Vous trouverez dans le livre de Jimmy Scott toute une série d'autres études tout aussi intéressantes.

Mais les techniques de la Kinésiologie de la Santé ne se limitent pas au seul domaine de l'allergie et de l'intolérance. La formation de base de Jimmy Scott est la psychologie, et il n'est donc pas surprenant qu'il propose également toute une gamme de techniques à orientation psychologique, qui concernent entre autres le stress émotionnel, la dyslexie, les problèmes d'apprentissage et les phobies.

Vous voyez donc que la Kinésiologie de la Santé est un domaine d'application de la kinésiologie extrêmement intéressant et avant tout centré sur la pratique, une méthode à l'usage des médecins, des praticiens de santé, des thérapeutes aussi bien que de tous ceux qui s'intéressent professionnellement ou non aux thèmes de la nutrition, de la santé, de l'environnement et de la psychologie.

Chapitre 8.

Les émotions qui perturbent : le concept 3 en 1 de Gordon Stokes et Daniel Whiteside

Jusque là, lorsque nous avons évoqué une branche de la kinésiologie, celle-ci était associée à un nom : Touch for Health et John F. Thie, la Kinésiologie Éducative et Paul Dennison, Hyperton-X et Frank Mahony, la Kinésiologie de la Santé et Jimmy Scott. Cette fois au contraire, il y a trois personnes Gordon Stokes, Daniel Whiteside et Candace Callaway.

Le programme « Three in One » comprend toute une série de séminaires qui sont dépendants les uns des autres.

Tools of the Trade

Basic One Brain

Under the Code

Advanced One Brain

Louder than Words
Structural Neurology
Childhood, Sexuality and Aging,
et bien d'autres.

Au cours de ce chapitre, nous traiterons surtout du contenu de deux séminaires, et je vous donnerai simplement un très bref aperçu des autres.

La dénomination « Three in One » indique qu'il s'agit d'une formation qui vise à permettre d'identifier et de corriger les blocages énergétiques aussi bien au niveau corporel que psychique, afin de libérer l'esprit des liens d'un système de croyances conditionné. Mais « Three in One » représente aussi les trois personnes de l'Institut de Burbank (Californie) qui l'ont développé. Chacun d'entre eux met plus particulièrement l'accent sur un des trois plans (corporel, mental, spirituel) qui convergent pourtant dans le travail pratique de façon très harmonieuse. Vu de l'extérieur, le plus connu est Gordon Stokes, enseignant hors pair, qui réunit en lui des qualités peu communes, nommément un immense savoir et une personnalité agréable, et qui, malgré ses nombreuses occupations, trouve toujours du temps et de l'attention pour les autres.

Qu'est-ce donc qui fait la spécificité de « Three in One » ? La brochure « Three in

One » dit ceci : « Pour résumer la nature de ce que nous faisons nous désamorçons les émotions du passé qui bloquent les perceptions du présent. Notre préoccupation première va vers ce que la plupart des gens appellent les troubles de l'apprentissage ou « dyslexie ». Mais nous étendons la définition usuelle de la dyslexie au-delà des handicaps d'apprentissage au niveau scolaire pour inclure tout « point aveugle » de nature émotionnelle causé par le stress de l'existence elle-même. Un blocage émotionnel égale un blocage énergétique dans le corps, et un blocage énergétique fait surface de bien des façons, y compris sous forme de problèmes et de douleurs physiques. Sur la base de notre expérience, nous pensons que la quasi totalité des « problèmes physiques » trouvent leurs racines dans une cause émotionnelle.

Pour identifier l'émotion exacte et la catégorie à laquelle appartient le blocage physique qui lui est associé, nous utilisons des tests musculaires de précision. De la manière dont nous avons raffiné le processus des tests dans la méthode « Three in One », le test musculaire passe outre le contrôle du cerveau gauche pour accéder directement à la conscience du cerveau droit. Oui, c'est au corps que nous faisons confiance, et non au conscient ou à l'inconscient. Notre objectif est de fournir une possibilité de CHOIX là où il semble ne plus y en avoir. »

« One Brain » (Un cerveau)

Pour nous approcher de ce but, nous devons d'abord comprendre comment fonctionnent le corps et le cerveau. Dans « One Brain » il s'agit avant tout de résoudre les difficultés d'apprentissage. Nous en avons déjà beaucoup parlé dans le chapitre sur la Kinésiologie Éducative, et il existe en fait un grand nombre de parallèles avec le travail de Paul Dennison.

Dans un domaine ou un autre de l'apprentissage, nous sommes tous des dyslexiques. Certains n'arrivent pas à lire, d'autres n'arrivent pas à travailler avec des chiffres, à écrire, ou ont des problèmes de compréhension. En effet, n'importe quelle personne ayant un « point aveugle » dans n'importe quel domaine de la vie souffre du même court-circuit que celui qui produit ce que nous appelons généralement « la dyslexie ».

Dans les années soixante, la théorie médicale dominante considérait le phénomène « dyslexie/troubles de l'apprentissage » comme la résultante de lésions cérébrales légères. Les enfants qui n'apprenaient pas à lire et à écrire normalement, qui inversaient des lettres et des mots, ou qui éprouvaient des difficultés à se concentrer, étaient considérés comme des handicapés mentaux. La seule thérapie réellement utilisée consistait à prescrire des médicaments dans les cas d'hyperactivité.

Dans les années soixante-dix, une autre théorie apparaissait. Les plus récents résultats de la recherche sur le cerveau semblaient montrer qu'un échec dans l'apprentissage de la coordination au cours de la première enfance était responsable de ce type de troubles. Ceci représenta un tournant, car on commença alors à pratiquer la rééducation psychocorporelle en termes de capacités motrices. De tels programmes permirent des progrès importants à de nombreuses personnes, tant sur le plan des facultés d'apprentissage que dans le domaine émotionnel.

Au début des années quatre-vingts, le point de vue des chercheurs changea de nouveau. On était maintenant convaincu que le problème des difficultés d'apprentissage résultait d'un échec de l'intégration des hémisphères droit et gauche. Plusieurs ouvrages parurent sur ce thème, et cette théorie devint très populaire. Comme Gordon Stokes et Daniel Whiteside le formulent de façon quelque peu ironique : « Enfin, l'ennemi était identifié. C'était le méchant cerveau gauche analytique, qui réprimait les saintes capacités du cerveau droit holistique. L'accent fut alors mis sur le développement des activités du cerveau droit, et sur le mouvement croisé, dans le but d'intégrer les deux hémisphères

Aujourd'hui beaucoup de médecins s'en tiennent toujours au modèle pharmaceutique et continuent comme auparavant à traiter les troubles de l'apprentissage avec des médicaments. Le Mouvement du Potentiel Humain, au contraire, penche pour le concept d'intégration des deux hémisphères. Il semble que tout se passe comme si chacun des deux camps en restait à sa propre vision.

« One Brain » ne nie nullement ces deux théories. Il existe effectivement des lésions cérébrales et des troubles de la communication entre le cerveau droit et le cerveau gauche. « One Brain » met simplement en scène un nouvel élément, qui n'est cependant en réalité qu'une vieille connaissance. La méthode « Three in One » a « additionné deux et deux », nommément les recherches sur la physiologie du cerveau de Wilder Penfield et Arthur Guyton, donnant ainsi une nouvelle définition de la dyslexie, dans laquelle les fonctions de base du cerveau ont leur part.

Vous vous souvenez peut-être que dans les pages qui précèdent, je vous avais promis une introduction à un certain nombre de faits de base concernant le cerveau. C'est ce que je voudrais faire maintenant.

Le modus operandi neurologique de la dyslexie

Comme nous l'avons dit, les lésions cérébrales et les troubles de l'intégration droite/gauche existent réellement, mais, dans pratiquement tous les cas, les troubles de l'apprentissage (en américain courant synonymes de dyslexie) sont « le résultat d'un stress émotionnel à **l'époque de l'apprentissage**, un stress si intense que l'individu programme pour ainsi dire un point aveugle à une capacité intellectuelle donnée, à cause de la peur, de la peur de la douleur, ou de la douleur elle-même.

Excepté lorsqu'elle est causée par un traumatisme physique réel infligé au tissu cérébral, la dyslexie résulte d'un **déni** du fait que l'apprentissage soit possible dans un domaine spécifique de l'expérience. Ce déni provient d'un CHOIX conscient, qui se fait dans un moment de stress émotionnel intense. C'est une simple fonction neurologique, nullement un dysfonctionnement ! » (Gordon Stokes et Daniel Whiteside, *One Brain*)

Ce que vous devriez savoir sur votre cerveau

Tournons-nous maintenant vers le cerveau, et en particulier l'hémisphère gauche. Celui-ci possède deux grandes particularités, celui d'être le siège des deux centres de la parole (aire de Broca et aire de Wernicke) et de la Zone d'Intégration Commune, dont nous avons déjà entendu parler.

Dans tous les débats sur la signification de l'intégration bilatérale, un point essentiel a échappé à la plupart des chercheurs. Dans la majorité des cas de troubles de l'apprentissage (au sens le plus large), il ne s'agit pas d'un problème d'intégration droite/gauche, mais d'une communication défectueuse entre les fonctions de la partie antérieure et de la partie postérieure de l'hémisphère gauche

D'une façon très générale, on peut dire que la partie antérieure de l'hémisphère gauche concerne la conscience du moment présent, de l'« ici et maintenant », tandis que la partie postérieure représente la pensée à long terme et les réactions physiques et émotionnelles aux événements passés. La frontière entre le cerveau antérieur et le cerveau postérieur est la ligne auriculaire verticale, qui traverse l'orifice de l'oreille.

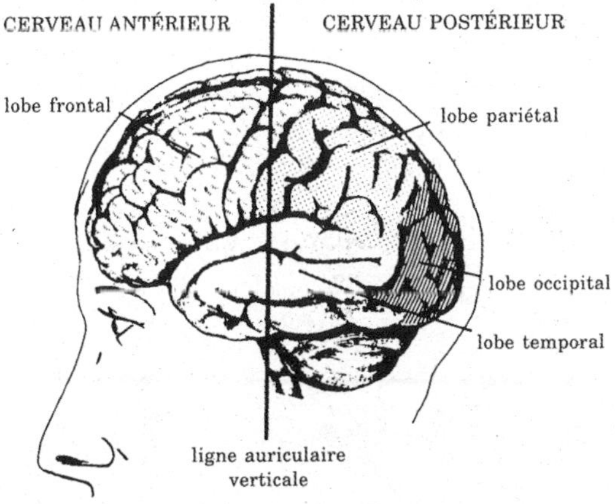

(Stokes - Whiteside, One Brain)

Le cerveau postérieur

En ce qui nous concerne, la zone la plus importante du cerveau postérieur est la Zone d'Intégration commune. « Localisée entre les trois grands centres de traitement de la sensation (perceptions auditives, visuelles et kinesthésiques – ou somesthésiques), la Zone d'Intégration Commune occupe une position saillante sur la surface postérieure du lobe temporal de l'hémisphère droit. Outre les données visuelles, auditives et kinesthésiques, la Zone d'Intégration Commune reçoit également des signaux directement du thalamus et d'autres zones de base du cerveau. Sa mission est de mettre en relation de façon automatique l'expérience remémorée avec la sensation actuelle, pour déterminer un sens qui leur soit commun (ce pourquoi on la nomme Zone d'Intégration Commune). Une fois qu'elle a établi une signification commune, elle choisit la « meilleure façon » de réagir, en se fondant sur des modèles de survie.

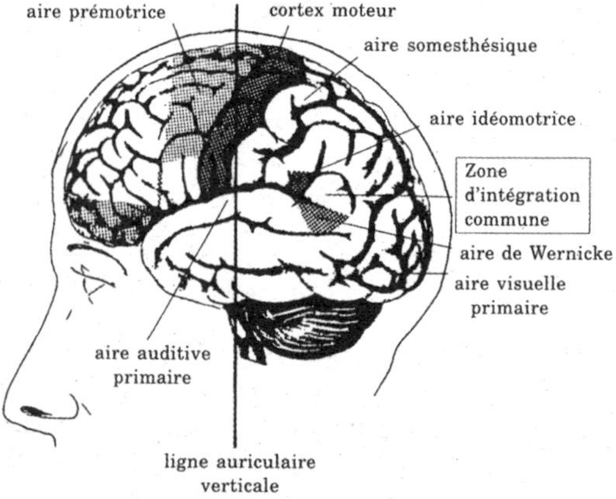

(Stokes - Whiteside, One Brain)

C'est là le point critique concernant le cerveau postérieur en général et la Zone d'Intégration Commune en particulier. C'est là que se concentrent toutes les expériences du passé pour former notre image du moi. Point très important l'ordinateur qu'est la Zone d'Intégration Commune représente notre système de croyances, ce que nous tenons pour « vrai » sur nous-même, sans faire de différence entre la réalité et les conséquences qui peuvent nous être dommageables. Nous possédons ainsi une énorme quantité d'informations sur nous-même, dont certaines sont réellement objectives, et d'autres au contraire carrément fausses. Vous pourriez par exemple postuler à une fonction comportant plus de responsabilités dans votre entreprise, mais vous n'y croyez pas, parce que vous pensez ne pas en avoir les capacités (ce qui est pourtant faux !). Le cas opposé suit d'ailleurs exactement le même schéma.

La nature de la pensée dans la Zone d'Intégration Commune est d'être hautement sélective. Et ceci aussi est compréhensible. Sur la base des informations tirées des expériences passées, la personne doit veiller à ne pas faire d'expériences désagréables, expériences de l'ordre de la peur, de la douleur ou de la peur d'avoir mal. Dans l'exemple ci-dessus, c'est la Zone d'Intégration Commune qui peut vous épargner le désagrément d'avoir postulé et de ne pas avoir été retenu.

La Zone d'Intégration Commune fonctionne comme un pilote automatique. Quand celui-ci a été programmé une fois, il ne change rien à son parcours. De la même manière, la Zone d'Intégration Commune considère les changements comme une menace, et elle les évite, même s'ils sont positifs. Réfléchissez-y un moment. Peut-être voyez vous aussi un parallèle avec le mécanisme du stress. C'est parfaitement exact ! Le mécanisme du stress sert lui aussi avant tout à nous protéger. La Zone d'Intégration Commune et la réaction au stress ont pour fonction d'être avant tout très utiles, et contribuent à la survie au sens physique aussi bien que psychique, quand – et c'est la grande restriction – la décision correspondante est prise sur la base d'une information fiable[1].

Le cerveau antérieur

N'existe-t-il donc alors aucune possibilité d'échapper au pouvoir de la Zone d'Intégration Commune, et par là à sa programmation ? Sommes-nous donc condamnés à fonctionner éternellement sur la base de comportements acquis ?

Ce que la Zone d'Intégration Commune est au cerveau postérieur, la Zone de Pensée Consciente Associée l'est au cerveau antérieur. C'est dans le cerveau antérieur que se trouve le lieu où les nouvelles alternatives, les nouvelles options et les nouvelles stratégies se développent. Nous pouvons aussi nous représenter

1. La recherche récente en neuroscience focalise de plus en plus sur l'importance du système limbique dans ce processus et particulièrement sur le rôle de l'amygdale.

que c'est dans cette région du cerveau que se trouve le siège de notre conscience de l'« ici et maintenant », en relation avec la pensée à court terme.

Au cours des dernières décennies, la recherche sur le cerveau a produit une carte détaillée de toutes les zones possibles, à l'exception de la Zone de Pensée Consciente Associée. Lorsqu'on stimule avec une sonde électrique des zones déterminées du cerveau, des réactions très spécifiques se produisent : la personne voit une image, entend des sons ou des voix, ressent une émotion ou bouge une partie de son corps. En revanche, si l'on stimule la Zone de Pensée Consciente Associée, elle reste pour ainsi dire muette. La seule réponse qui apparaisse est **lumière**.

Revoyons brièvement les principes de base de la neuropsychologie. « L'extension la plus éloignée du système nerveux central peut contrôler **tout** le système nerveux. » « L'extension la plus éloignée » réfère à cette portion des lobes frontaux des deux hémisphères que l'on appelle Zone de Pensée Consciente Associée, là où la **différence de PROPORTION** entre les êtres humains et les autres mammifères est la plus significative. La Zone de Pensée Consciente Associée a le **pouvoir d'inhiber** toutes les fonctions neurologiques « inférieures » y compris l'activité du cerveau postérieur, les mouvements physiques, jusqu'aux battements du cour et à la respiration. En fait, il n'y a AUCUNE fonction corporelle que nous ne puissions contrôler si nous mettons la Zone de Pensée Consciente Associée aux commandes » (Gordon Stokes et Daniel Whiteside).

La plupart d'entre nous utilisent cette partie la plus noble du cerveau au mieux à cinq pour cent de son potentiel (à l'état de veille), les quatre-vingt-quinze pour cent restants étant dominés par la Zone d'Intégration Commune. Ce qui signifie que dans quatre-vingt-quinze pour cent des cas, nous n'utilisons qu'un quart de notre cerveau, nommément la partie postérieure de l'hémisphère gauche, autrement dit la partie dominante.

Le but de « Basic One Brain » est avant tout de permettre l'intégration des cerveaux antérieur et postérieur. Bien entendu, la communication cerveau gauche/cerveau droit joue elle aussi un rôle. La « détermination digitale » est en outre de la plus grande importance. Il s'agit de tests rapides, qui permettent au praticien de déterminer en quelques secondes s'il doit entreprendre des corrections dans le domaine structurel, émotionnel, biochimique, électromagnétique ou réactionnel. Dans chacun de ces secteurs, nous disposons de nombreuses techniques.

De façon assez intéressante, le modèle « Basic One Brain » n'est pas uniquement applicable dans le domaine des troubles classiques de l'apprentissage, mais il l'est aussi à d'autres types de problèmes. C'est pourquoi il arrive généralement qu'après un cours One Brain les participants obtiennent des résultats inhabituels.

« Under the Code »

Alors que le programme de base « One Brain » est plutôt axé sur les troubles de l'apprentissage, « Under the Code » vise à identifier et à résoudre les problèmes de perception « dyslexiques » qui concernent la vie elle-même, et en particulier les difficultés que nous éprouvons dans la façon dont nous percevons ou nous évaluons les autres.

Considérons un instant l'énoncé suivant : dans notre pensée, les événements traumatiques ne sont pas seulement liés à la ou les personnes qui ont joué un rôle en tant que telles dans une situation donnée, mais aussi à des traits de physionomie ou à un type physique spécifique.

Autrement dit, si notre mère avait les yeux très rapprochés, et si dans une situation donnée elle nous regardait de façon très coléreuse, nous nous sentions alors foudroyés par la colère véhiculée par ces yeux très rapprochés. La mère et la colère et les yeux très rapprochés se fondaient alors dans notre esprit en une seule et même entité. Ou bien si notre père avait les lèvres très minces, ce trait était surtout spectaculaire lorsqu'il nous réprimandait ou lorsqu'il se taisait (lorsque sa bouche était fermée), parce que nous voulions apprendre quelque chose de lui.

C'est de telles expériences originelles que découlent par la suite les programmes de généralisation. Chaque fois que nous voyons quelqu'un avec des yeux très rapprochés ou des lèvres minces, des réactions corporelles se déclenchent en nous, comme si nous savions déjà à quoi nous attendre. Certains traits physiques (non des modes de comportement !) fonctionnent comme des signaux de danger et déterminent chez nous des préjugés. Ou, comme l'expriment Gordon Stokes et Daniel Whiteside : « Si ça ressemble à un ennemi, ce doit être un ennemi ».

Le principe sous-jacent à de telles réactions vaut également pour le cas inverse. Si nous avons associé des expériences positives à certaines constantes physionomiques, nous sommes pareillement conduits à un autre préjugé, selon lequel l'expérience positive doit se répéter avec une autre personne « Si ça ressemble à un ami, ce doit être un ami. »

Ces conditionnements commencent pratiquement dès la naissance, et exercent plus tard une influence durable sur notre vie. De plus, ces programmes fonctionnent sur un double principe : d'un côté existe le risque que nous percevions et donc que nous interprétions mal les autres (famille, amis, collègues, partenaires), de l'autre nous courons le danger d'être nous-même continuellement mal compris.

Bien entendu, ceci se rapporte aux traits de physionomie, aux expressions du visage et au type physique et pas le moins du monde au rôle de la personne (père, mère, chef, professeur, conjoint, etc.).

Mais qu'y a-t-il derrière tout ceci ? Où le problème réside-t-il ? Le principe de base d'« Under the Code » s'exprime ainsi : « **Toute structure a une fonction** ». Deux exemples peuvent l'expliquer. Pensez d'abord à la différence entre un cheval de course et un percheron. Dans les deux cas, il s'agit de la même espèce biologique, nommément le cheval ; et pourtant les différences observables dans leur architecture corporelle (leur structure) sont parfaitement significatives. Même s'il s'agit de la même structure de base « cheval », les différentes parties du corps présentent des différences architecturales. La morphologie du percheron est conçue de façon optimale pour porter de lourdes charges, alors que celle du cheval de course lui permet au contraire de courir le plus vite possible.

Peut-être préférez-vous les fiers coursiers aux lourds percherons. Il est pourtant indéniable que le deuxième est plus approprié à un certain nombre d'activités que le premier. Les deux formes, ou structures, ont leur signification et sont l'expression de l'adaptation à une fonction.

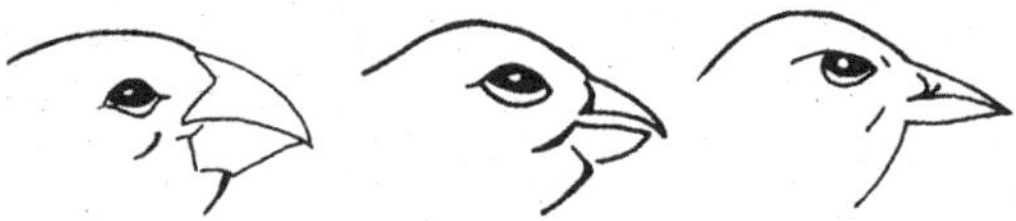

Type A granivore — Type B intermédiaire — Type C insectivore

Charles Darwin, le fondateur de la théorie de l'évolution, trouva dans l'étude de la forme du bec des oiseaux un des éléments de base de ses recherches. Darwin établit que certaines branches d'une famille d'oiseaux s'étaient adaptées différemment à l'environnement dominant : une partie s'était transformée en granivores (type A), ayant besoin pour cela d'un bec construit plus solidement, alors qu'un autre rameau de l'évolution s'était spécialisé comme insectivore (type C) et nécessitait donc un bec pointu pour pouvoir extraire plus facilement les petits insectes de trous étroits.

Résumons-nous. Une forme ou structure spécifique est l'expression d'une fonction donnée. C'est un principe universel qui ne vaut pas seulement pour les animaux, mais également pour les êtres humains. Et il vaut également pour le domaine purement matériel.

Pensez à la différence de forme entre une voiture de sport (très haute vitesse) et une voiture de livraison (grande capacité de transport).

Toute cette histoire devient problématique si l'on tente l'entreprise de détourner une forme/structure spécifique de son objet, ou de sa fonction. Admettons que vous ayez décidé d'engager votre cheval de labour, qui vous a rendu de précieux services en tirant de lourdes charges, dans une course de chevaux. Imaginez le résultat. Vous pouvez investir autant de peine et de travail que vous voudrez à entraîner votre percheron, mais il n'atteindra jamais la vitesse d'un cheval de course. Celui-ci de son côté n'aura aucune chance s'il doit égaler la force de son frère en tirant une voiture lourdement chargée.

Je pense que vous avez compris ce que nous voulons démontrer. Chez nous autres humains, la structure est également l'expression d'une fonction déterminée. Posséder des lèvres minces ou pleines n'est pas la même chose. Des yeux éloignés ou rapprochés non plus. De telles caractéristiques physiques et bien d'autres en disent long sur la personne concernée, si l'on sait interpréter ces signes correctement. Nous comprenons inconsciemment une foule de choses sur le langage du corps, mais nous ne le dominons pas aussi bien que notre langage normal. En fait, nous n'avons aucune formation pour le comprendre.

« Under the code » nous propose 14 structures/fonctions. Les voici :

front à angle rentrant	front vertical
implantation basse des sourcils	implantation haute
yeux rapprochés	yeux éloignés
visage long et étroit	visage large
lèvre supérieure mince	lèvre supérieure épaisse
lèvre inférieure mince	lèvre inférieure épaisse
mâchoire étroite	mâchoire large

Gordon Stokes et Daniel Whiteside ont accumulé une énorme quantité de connaissances, tout au long de nombreuses années de travail, sur les rapports entre la structure, la fonction et les caractéristiques physiques. L'une des différences essentielles d'« Under the Code » avec la morpho-psychologie classique est qu'ils n'enseignent pas seulement à interpréter des signes isolés, mais bien plutôt la façon dont une personne donnée s'adapte à son environnement, ce qu'elle attend d'elle-même et des autres dans des circonstances normales, comment elle communique, comment elle se comporte dans des situations de stress et comment on peut l'atteindre de l'extérieur.

L'un des objectifs d'« Under the Code » est de mieux se connaître, de mieux se comprendre, et de mieux connaître et comprendre les autres.

Une autre différence essentielle avec ce qu'on appelle morphopsychologie consiste dans le fait qu'avec les techniques « Under the code » nous pouvons tester

- quels sont les traits de structure chez les autres qui nous mettent en difficulté (stress, angoisse, panique, etc.),
- quels sont les traits de structure de notre propre corps qui nous posent problème,
- à quelle époque et face à quelles personnes les programmes négatifs du passé se sont déclenchés,
- quelles émotions (même inconscientes) sont déclenchées chez nous par un trait de structure,
- quel est le degré exact de stress déclenché par un trait de structure (de O à 100 %) ?

Pour répondre correctement à toutes ces questions, il nous faut plusieurs outils. Bien entendu, le test musculaire demeure l'indicateur de feedback du corps. La première technique que nous employons est la récession d'âge, la seconde le baromètre comportemental.

La récession d'âge

La technique de récession d'âge fait déjà partie du programme de base « Tools of the Trade ». L'idée centrale est qu'il est souvent insuffisant d'apporter des corrections dans le moment présent. Autrement dit, en kinésiologie, nous ne corrigeons le problème que si vous montrez une priorité. Cela signifie que le problème spécifique est important ici et maintenant, qu'il a un rapport direct avec la situation présente. S'il s'agit d'une histoire réellement actuelle, cela saute aux yeux. Mais beaucoup de nos problèmes (par exemple les rapports entre fonction, structure et caractéristiques physiques) découlent d'événements et d'expériences du passé, que nous avons peut-être vécus il y a très longtemps. Souvent ce passé nous est parfaitement connu, mais nous avons simplement oublié ou refoulé en partie ce matériel.

S'il s'agit de matériel oublié ou refoulé, alors nous n'avons plus directement accès à l'expérience originelle. Quelqu'un, par exemple, souffre dans un domaine donné de son existence, mais il ne sait pas pourquoi. Admettons que vous vous sentiez constamment mal à l'aise dans vos relations avec un collègue particulier, et que de temps en temps vous ayez carrément peur de lui. Allons un peu plus loin et admettons encore que c'est la mâchoire inférieure très développée de votre collègue qui déclenche cette réaction en vous. Sur le plan conscient, cependant, vous n'avez aucune intuition que c'est un trait de physionomie qui est le déclencheur. Et de plus, vous avez oublié que c'est à l'âge de quatre ans que vous avez été menacé par quelqu'un qui avait une puissante mâchoire inférieure. Mais votre inconscient, votre corps, se souviennent parfaitement de la situation d'origine. Et chaque fois que vous vous heurtez aux mêmes traits de physionomie, ceci déclenche chez vous un malaise, une peur ou encore une réaction de fuite. Et tout ceci sans que vous ne sachiez pourquoi.

On pourrait aborder ce problème en thérapie et détruire cette peur de votre collègue. Cela réussirait probablement, mais chaque fois que vous rencontreriez une autre personne ayant les mêmes caractéristiques, le programme s'enclencherait de nouveau, signifiant par là que la thérapie n'a pas été totalement efficace ; ou, pour mieux dire, qu'elle n'a pas été suffisamment spécifique ni le thérapeute ni vous n'avez pris conscience du mécanisme déclencheur, la large mâchoire inférieure, et aucun de vous deux n'a pu établir le rapport entre les difficultés actuelles (la peur de certains hommes) et l'expérience traumatique (le choc émotionnel subi à l'âge de quatre ans sous la forme d'une menace proférée par une personne possédant une large mâchoire inférieure).

C'est pourquoi la méthode de récession d'âge est l'une des techniques les plus efficaces et le plus souvent appliquées par « Three in One »[1].

1. La technique de récession d'âge est utilisée dans quasiment toutes les différentes branches de la kinésiologie.

Le but est d'activer le plus possible de neurones et de cellules du corps (mémoire cellulaire). Plus il y a de cellules activées dans le corps et le cerveau, et plus le résultat de la thérapie sera efficace. En d'autres termes, si vous avez peur d'une personne donnée, c'est que certaines cellules sont associées au déclenchement de la peur, autrement dit activées. Si maintenant l'on peut découvrir à l'aide du test musculaire que vous avez peur de cette personne ou de celles qui lui ressemblent pour d'autres raisons que celles auxquelles vous pensez, alors il existe plus de cellules associées à cette découverte qu'il n'y en avait précédemment, car vous savez maintenant quel est le signal spécifique qui déclenche votre peur. Mais il manque encore au moins un autre élément. Vous ne savez pas encore comment cette peur se déclare.

C'est ici que prend place la technique de récession d'âge. A l'aide de questions de type OUI/NON, nous pouvons déterminer à quelle époque l'expérience originelle a eu lieu. Pour le corps cela ne présente aucune difficulté. Il a tout enregistré et n'a rien oublié. C'est pourquoi l'on peut découvrir en l'espace d'une minute jusqu'à quelle époque il faut retourner. En travaillant avec des thèmes donnés, le corps peut nous conduire jusqu'à la naissance, la grossesse, ou même la conception. N'est-ce pas là une chance fantastique ? Il y a déjà ainsi suffisamment d'informations pour permettre un changement total et durable. Mais il y a aussi le fait que les cellules du corps qui avaient pris part à l'expérience originelle sont (ré) activées[1] La décision prise sur la base de cette expérience (les hommes qui ont une large mâchoire inférieure sont menaçants) fonctionne plus tard dans l'existence comme ce qu'on pourrait appeler un cycle d'embrayage neuronal, qui possède une programmation spécifique. Après qu'il a été identifié, ce cycle peut être de nouveau programmé (par exemple les hommes qui ont une large mâchoire peuvent aussi être très amicaux).

Avec la technique de récession d'âge, il se passe souvent les choses les plus étonnantes. A proprement parler, il ne s'agit pas d'une régression. Dans une régression authentique, la personne retourne totalement à un état antérieur, avec les mêmes caractéristiques internes et externes. Ceci peut bien entendu arriver pendant une récession d'âge, mais nous ne le recherchons pas systématiquement. En règle générale, il suffit de pouvoir identifier l'âge. Il arrive souvent que les personnes éclaircissent tout à fait spontanément le lien qui existe entre les deux expériences. Elles se souviennent soudainement de quelque chose. De telles redécouvertes sont souvent accompagnées de réactions émotionnelles, signe qui parle pour

1. Même si ces cellules n'existent plus physiquement, leur mémoire a été transmise.

leur authenticité. Souvent la personne n'a rien qui lui vienne à l'esprit. Peut-être le matériel inconscient apparaîtra-t-il des jours ou des semaines plus tard. Cela est tout à fait normal et pourvu de sens. Dans certains cas, l'accès conscient au matériel reste totalement forclos, sans pour autant empêcher que des changements positifs ne se produisent.

Nous ne partageons pas non plus le point de vue de certaines écoles psychologiques, qui insistent sur le fait que le matériel inconscient doit dans tous les cas être ramené à la conscience pour qu'une guérison puisse se produire. Pas plus que nous ne pensons qu'il ne faille chercher l'origine en aucun cas et que seul un traitement purement symptomatique suffise. La voie de la kinésiologie est d'une certaine manière plus tolérante, car elle laisse le choix au corps.

Au cours d'une séance, il est également possible que l'on doive entreprendre plusieurs récessions d'âge. Il n'y a normalement pas de chronologie systématique à observer. La première récession, par exemple, peut nous conduire à l'âge de huit ans, la deuxième à l'âge de trente-six ans, et une troisième à l'époque prénatale, disons trois mois avant la grossesse. Nous ne déconstruisons pas non plus couche par couche au sens chronologique, mais nous suivons la structure de la thématique.

Le baromètre comportemental

Cette surprenante carte des modèles comportementaux est pour « Three in One » la base de tout le reste. C'est pourquoi Stokes et Whiteside disent que c'est la colonne vertébrale de leurs travaux. Avec cet instrument, il est possible d'identifier exactement les blocages émotionnels qui entrent en jeu dans une situation donnée.

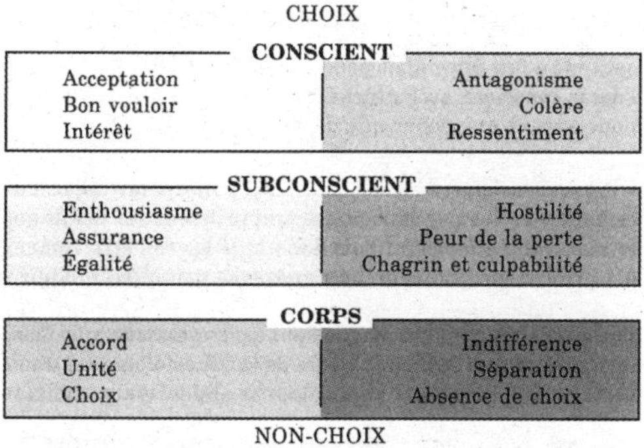

Le baromètre comportemental

Comment peut-on comprendre ce baromètre ? Commençons par la dimension verticale. Immédiatement, la tripartition entre Conscient, Inconscient et Corps saute aux yeux. La partie supérieure concerne notre pensée consciente, ce que nous croyons, nous rappelons, ressentons, imaginons, etc. Ce domaine concerne notre perception de l'environnement. Le domaine intermédiaire se rapporte à notre système de croyances, fondé sur les expériences du passé. Et la dernière partie concerne la mémoire du corps, dont la base est cellulaire et la perception du temps universelle.

Chacun de ces trois groupes est à son tour découpé en six domaines. La catégorie « Conscient », par exemple, comprend l'acceptation, l'antagonisme, le bon vouloir, etc. Chacun de ces domaines présente encore huit sous-ensembles, qui ne sont pas approfondis dans le schéma ci-dessus puisque je ne fais ici que tracer les grandes lignes. Vous pouvez donc concevoir à quel point le baromètre comportemental représente un instrument étalonné avec précision.

Comme je l'ai mentionné, tant la structure que les points particuliers sont vérifiés à travers des milliers de tests. Il ne s'agit pas non plus d'un produit arbitraire. Avant que je ne vous explique brièvement comment fonctionne l'ensemble, observons encore une fois le baromètre comportemental.

Comme vous le remarquerez facilement, il existe également une symétrie entre la partie droite et la partie gauche du schéma. J'ai dit plus haut qu'avec le baromètre comportemental, nous disposions de quelque chose d'étonnant. Non seulement il nous aide à déterminer si nous avons affaire à un événement d'ordre conscient, préconscient ou corporel, mais encore nous pouvons définir très exactement de quel événement, de quelle émotion, de quel état d'esprit il s'agit. C'est à cela que servent les huit sous-catégories qui ne sont pas approfondies ici.

La partie droite du baromètre comportemental sert à la détermination des « dispositions émotionnelles négatives », la partie gauche à l'identification des états d'esprit que l'on désire. La partie droite exprime les émotions bloquées, celle que nous ne voulons précisément pas ressentir, comme l'hostilité. La partie gauche montre celles que nous souhaitons ressentir, comme l'enthousiasme. Chaque paire de concepts opposés représente comme les deux faces d'une médaille, yin et yang, et dépendent l'une de l'autre. La partie droite nous permet de comprendre ce que nous ressentons et ce dont nous souffrons inconsciemment, la partie gauche nous aide à découvrir ce que nous recherchons en réalité (notre but). Si nous nous trouvons du côté droit du baromètre comportemental, c'est que nous sommes bloqués et dominés par la Zone d'Intégration Commune. Les processus neurologiques correspondants relèvent du cerveau postérieur. La partie positive de l'alternative est comme interdite : nous n'avons pas le choix. Stokes et Whiteside disent que nous fonctionnons ainsi quatre-vingt-quinze pour cent du temps. Si nous nous trouvons en revanche du côté gauche du baromètre comportemental, alors nous fonctionnons avec notre cerveau antérieur et nous avons le choix.

Enfin, si l'on parcourt la partition de haut en bas, le baromètre comportemental est l'expression d'une psychodynamique. Prenons comme exemple la partie droite. La première réaction en nous, quand quelque chose ne va pas, est l'antagonisme. Nous nous sentons attaqués, indignés, irrités, etc. Si le problème n'est pas résolu à ce stade, ou s'il se situe à un niveau plus profond, l'antagonisme se change en colère. Nous devenons furieux, agressifs. Si nous ne trouvons pas non plus de solution grâce à cette stratégie, nous descendons à un niveau encore plus profond, et la colère se change en ressentiment. Nous nous sentons blessés, rejetés, abusés. Si la situation problématique demeure, les réactions descendent au-dessous du niveau de la conscience, se transforment en hostilité, en peur de perdre, etc. La dernière étape sur cette échelle est l'absence de choix. Nous avons abandonné tout espoir et nous sommes au point le plus bas.

Dans la figure suivante, j'ai représenté les propriétés du baromètre comportemental. Comme je l'ai dit, le baromètre comportemental est l'épine dorsale du programme « Three in One ». La plupart de nos problèmes sont d'origine émotionnelle ou ont pour le moins des composantes émotionnelles. Le travail avec le

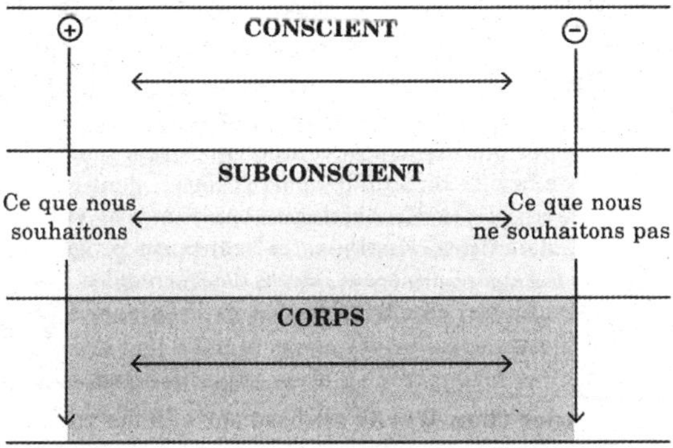

Propriétés du baromètre comportemental

baromètre comportemental représente pour cela un outil incroyablement précis et efficace. Et pour en revenir au thème d'« Under the Code », vous pouvez maintenant imaginer comment le baromètre comportemental nous permet de découvrir plus rapidement et plus facilement quelles sont les émotions que déclenchent en nous certains traits de structure.

Pour conclure ce chapitre, voici un bref aperçu des différents cours que comporte le programme « Three in One ».

Advanced One Brain va aux origines émotionnelles des troubles de l'apprentissage (à comprendre encore une fois dans leur sens le plus large) et travaille aussi bien dans le domaine de la structure, de la biochimie et de l'énergie (système des méridiens). Advanced One Brain comporte un grand nombre de techniques particulières, dont certaines proviennent de la Kinésiologie Appliquée et certaines d'autres domaines. Quelques éléments du programme : remèdes floraux et minéraux, stress des surrénales, chakras, modes oculaires, constriction des os crâniens, scanning corporel, etc.

Louder than Words est basé sur « Under the Code » et traite de 48 traits structure/fonction. Il montre comment utiliser ces informations dans nos relations avec nos clients, nos parents et nos amis. Vous apprenez à dissoudre les blocages liés aux traits de structure qui affectent la sexualité, la perception extrasensorielle et l'orientation professionnelle.

Neurologie structurelle représente une synthèse entre One Brain, Advanced One Brain, Under the Code et Louder than Words. Il concerne entre autres la douleur et la peur de la douleur, la circulation de l'énergie artérielle et veineuse, l'intégration des polarités droite/gauche, les comportements pathologiques, les représentations obsessionnelles, les phobies, etc.

Childhood, Sexuality and Aging

Un atelier qui vise à l'identification et à la dissolution systématiques des modèles de comportement destructeurs qui commencent dès avant la naissance et limitent notre conscience et nos choix en tant qu'adultes. Plus encore, ces dissolutions parviennent à mettre fin à la transmission d'une génération à l'autre de tels modèles autodestructeurs.

Vous voyez donc que « Three in One », lui aussi, représente un univers en soi. Je dois ajouter qu'il est possible de suivre une formation de « facilitateur », comme dans pratiquement toutes les branches de la kinésiologie, après avoir assisté aux six cours mentionnés. Avec « Three in One » vous apprendrez également une technique de tests musculaires tout à fait nouvelle. Outre les cours mentionnés, il existe aussi toute une série de séminaires à thème, par exemple le poids (Wait/Weight).

Chapitre 9.

Un psychiatre nous parle : la Kinésiologie Comportementale du Dr John Diamond

C'est le Docteur John Diamond qui a émis le terme de Kinésiologie Comportementale. John Diamond appartient aux pionniers de la Kinésiologie Appliquée, et il a pris une part importante à son développement, la publication de nombreux livres sur ce thème n'étant pas, la moindre de ses contributions *(Le corps ne ment pas, L'Énergie de vivre aux éd. Le Souffle d'Or* et bien d'autres). Il a été aussi le président de l'Académie Internationale de Médecine Préventive.

Pour mieux comprendre les fondements de la Kinésiologie Comportementale, intéressons-nous un moment au parcours professionnel de John Diamond. Il peut se prévaloir de vingt-cinq ans d'expérience en psychiatrie et en médecine préventive. C'est pourquoi je trouve personnellement extrêmement intéressant ce qu'il a à nous dire des rapports entre la santé et la maladie.

« Plusieurs années de mon travail de médecin ont été décevantes et malheureuses... J'ai pris un tournant un jour que je m'entretenais de psychiatrie avec un de mes collègues dans la salle de garde de notre clinique. Il me raconta qu'une de ses patientes était encore en vie à cause de ce qu'il lui disait. Il était intimement convaincu que c'était lui qui la maintenait en vie. Soudain, ma déception, mon sentiment de malaise et ma frustration atteignirent leur summum, et je pris conscience que c'était ce que nous faisions tous. Nous vivions tous dans la croyance que notre action maintenait les patients en vie ou les guérissait. » (John Diamond, *L'Énergie de vivre*)

Par une heureuse coïncidence, John Diamond rencontra le fondateur de la Kinésiologie Appliquée, George Goodheart, et il fut immédiatement stupéfié par les possibilités de la kinésiologie. A cette époque, celle-ci n'était encore orientée que vers les manipulations physiques. Vous vous souvenez que George Goodheart est à l'origine un chiropracteur. John Diamond modifia alors le système selon ses besoins, afin de pouvoir pratiquer une forme de traitement plus globale.

Il développa ainsi progressivement la Kinésiologie Comportementale, « une synthèse de la psychiatrie, de la médecine psychosomatique, de la médecine préventive et d'une philosophie humaniste ». (John Diamond, *Le corps ne ment pas*) La Kinésiologie Comportementale utilise la même procédure de tests que la Kinésiologie Appliquée, mais elle met l'accent sur les « facteurs dans l'environnement du patient et dans son mode de vie qui renforcent ou qui affaiblissent son énergie physique ». (John Diamond, *Le corps ne ment pas)*

Enfin John Diamond fut en mesure de pratiquer ce qu'il appelle une « médecine réellement démocratique ». Ce n'était plus le médecin, du haut de ses connaissances ou de sa position de toute-puissance, qui déterminait le cours du traitement, mais le corps des patients ! Cette position libère en même temps le médecin – le thérapeute – de la lourde charge d'être seul responsable de la guérison.

Le thymus et les tests de la Kinésiologie Comportementale

Dans les conceptions de John Diamond, le thymus joue un rôle de premier plan. Le thymus se trouve dans la poitrine, sous la partie supérieure du sternum. Le dogme médical concernant cette glande endocrine a longtemps produit des représentations totalement fausses (voir John Diamond, *Le corps ne ment pas*). Mais voyons l'essentiel.

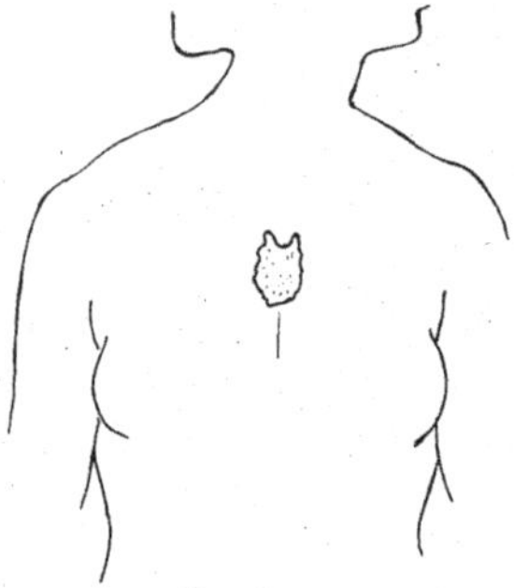

Le thymus

John Diamond raconte qu'il rencontre encore aujourd'hui un certain nombre de collègues qui croient que le thymus n'a absolument aucune fonction chez l'adulte. Il est exact que la glande est liée à la croissance jusqu'à la puberté, et qu'elle réduit alors en taille. Mais elle demeure une composante extrêmement importante du système immunitaire (le système de défense du corps). Toute autre atrophie du thymus après la puberté est donc un résultat du stress. Dans une situation de stress aiguë, le thymus peut diminuer de moitié en l'espace de vingt-quatre heures Dans le chapitre sur le stress, j'ai déjà parlé brièvement de ce phénomène.

Selon le point de vue de John Diamond, le thymus contrôle et régule la circulation de l'énergie et l'apport d'énergie au corps. Il le décrit comme un lien entre le corps et l'esprit, puisqu'il est le premier organe à être influencé par les charges émotionnelles (le stress). C'est parce que l'énergie physique circule dans le système des méridiens et que l'activation du thymus corrige les troubles dans le système énergétique que nous pouvons considérer le thymus comme l'interrupteur principal et comme le poste de contrôle du système d'acupuncture.

John Diamond, Paul Dennison et d'autres, utilisent donc le test du thymus pour déterminer le niveau d'énergie général ou spécifique de la personne qu'ils testent. Autre point capital, le thymus est également un excellent indicateur de notre volonté de guérir. Il est bien clair que les personnes qui possèdent un niveau élevé d'énergie vitale sont mieux préparées aux maladies et aux coups du sort que celles dont le niveau d'énergie vitale est bas.

John Diamond nous rapporte un cas tiré de sa propre pratique. Il s'agit de deux patients atteints de paralysie totale à la suite d'un accident de voiture. Tous deux sont dans des lits voisins, dans la même chambre et reçoivent le même traitement. Au bout d'un certain temps, l'un des patients guérit, alors que l'autre meurt. Pour John Diamond, l'explication est évidente. Le patient guéri était malgré tout joyeux, faisait sa gymnastique rééducative et formait des projets d'avenir. L'autre était couché le visage tourné contre le mur et ne voulait plus rien savoir du monde. Une chose l'obsédait cependant, il voulait obtenir un precium doloris élevé. Il coupa le contact avec son amie, et abandonna de même la thérapie. Les deux patients étaient atteints de la même affection, mais l'un des deux voisins de chambre survécut et l'autre mourut.

Revenons à la pratique. Prenons comme muscle à tester le deltoïde. Testez le muscle indicateur d'abord de manière neutre, sans que votre partenaire ne touche le point de test du thymus. Le muscle devrait être fort.

Demandez maintenant à la personne que vous testez de toucher le point du thymus, et testez simultanément. Si le muscle indicateur reste fort, c'est que votre partenaire présente un niveau élevé d'énergie vitale. Mais si le muscle faiblit, c'est que la personne concernée possède momentanément un niveau d'énergie très bas, que son énergie vitale est affaiblie. C'est ce qu'on appelle le test de la Kinésiologie Comportementale.

Naturellement, à travers ce test général, nous ne savons pas encore où se trouve la cause, mais l'information en tant que telle est déjà très importante. Si le muscle indicateur reste fort au test de Kinésiologie Comportementale, demandez alors au sujet de penser à un accident, une catastrophe, une maladie, ou quelque chose de désagréable, et testez de nouveau. Vous établirez ainsi que le thymus réagit par une faiblesse à différentes situations.

Vous disposez maintenant d'un test du stress aussi simple que génial !

À l'aide du test de Kinésiologie Comportementale, John Diamond a effectué des recherches sur de nombreux phénomènes et testé littéralement des milliers de personnes. Il en résulte que dans 95 % des cas le thymus présente une réaction faible. Il est intéressant de noter que Gordon Stokes et Daniel Whiteside citent le même pourcentage à propos de la dominance du cerveau postérieur. Réfléchissez un moment à ce fait. Les domaines d'application du test de Kinésiologie Comportementale, ainsi que des exemples, sont exposés de façon exhaustive dans le livre de John Diamond que j'ai mentionné à plusieurs reprises *(Le corps ne ment pas)*. Je ne peux que vous en recommander la lecture.

Le pouvoir de guérison des émotions

Telle est la traduction allemande de l'ouvrage de John Diamond paru en français sous le titre *Énergie de Vivre,* qui traite avant tout de la signification des émotions dans la genèse et la guérison des problèmes physiques et psychiques. Aussi longtemps que notre attitude émotionnelle reste positive, nous demeurons en bonne santé et pleins de vitalité, même si nous avons affaire à des étapes difficiles du cours de notre existence. Je vous rappelle à ce sujet le baromètre comportemental de Gordon Stokes et Daniel Whiteside. Vous y retrouverez le même principe de base : la partie droite représente les attitudes émotionnelles négatives bloquées, la partie gauche les attitudes positives.

Au commencement de ce livre, j'ai expliqué que les méridiens d'acupuncture étaient en relation non seulement avec des organes déterminés, mais aussi avec des muscles spécifiques (c'est la découverte de George Goodheart). Si vous vous reportez à la littérature chinoise traditionnelle, vous découvrirez qu'il existe bien d'autres relations les saisons, les couleurs, les âges de la vie, les directions du ciel, les facteurs climatiques, etc. Ceci s'applique aussi aux émotions.

Chaque méridien est également en relation avec une émotion donnée. Nous avons vu que la réaction au stress se nomme également Syndrome Général d'Adaptation, ce qui veut dire que malgré les différences entre les stresseurs possibles, le corps réagit toujours selon le même modèle. De plus, il existe aussi des répercussions spécifiques : certaines émotions négatives affaiblissent des méridiens bien déterminés, et influencent de cette façon les fonctions ou les organes correspondants. Voilà qui résume en quelques mots maladie psychosomatique et modèle de la santé.

Je voudrais vous présenter maintenant les rapports spécifiques entre les méridiens et les émotions tels que les voit John Diamond. Que ses conceptions diffèrent sur certains points de celles d'autres auteurs ne doit pas nous troubler. Nous retrouvons le même phénomène dans tous les domaines de la médecine et de la science en général. Le tableau de la page suivante vous montre comment les différents méridiens réagissent aux sentiments positifs et négatifs.

Si vous avez appris à tester les méridiens d'acupuncture grâce au Touch for Health ou à d'autres méthodes kinésiologiques, vous disposez d'un moyen de dépister en quelques instants l'état émotionnel de la personne que vous testez. Pour que celle-ci ne reste pas prisonnière du négatif, montrez-lui le schéma et par là même la sortie (comme avec le baromètre comportemental).

Prenons comme exemple le méridien du cœur. Les sentiments négatifs dominants sont la colère et la fureur. John Diamond utilise souvent dans son livre l'explication étymologique pour mieux rendre compte des rapports entre les émotions et la maladie. La racine indo-germanique de l'allemand « Arger » ou de l'anglais « anger » est « angk » qui signifie étroit (*eng* en allemand, *angustus* en latin). Quelqu'un qui souffre d'une ANGine de poitrine sent venir une crise cardiaque sous la

POUMON	+ Tolérance – Intolérance
FOIE	+ Gaieté – Tristesse
VÉSICULE BILIAIRE	+ Amour – Colère, Irascibilité
RATE/PANCRÉAS	+ Confiance en l'avenir – Peur de l'avenir
REIN	+ Sécurité sexuelle – Indécision sexuelle
GROS INTESTIN	+ Sentiment de sa propre valeur – Culpabilité
MAÎTRE DU CŒUR	+ Oubli du passé, Générosité, Décontraction – Jalousie, Tensions sexuelles, Regret, Remords
CŒUR	+ Amour, Don – Colère, Fureur
ESTOMAC	+ Satisfaction – Déception, Aversion, Avidité
TRIPLE RÉCHAUFFEUR	+ Aisance, Apaisement – Dépression grave
INTESTIN GRÈLE	+ Joie – Chagrin, Souffrance, Tristesse
VESSIE	+ Paix, Harmonie – Agitation continuelle, Impatience

Méridiens et émotions
(John Diamond, L'Énergie de vivre)

forme d'une sensation d'étroitesse, d'ANGoisse dans la poitrine.

John Diamond est convaincu du fait que la plupart des gens qui ont des problèmes cardiaques expriment de la colère. Un homme en colère est assoiffé de vengeance, parce qu'il se sent blessé. Si la colère ne peut pas être démontée, nommément en la changeant en sentiment positif, celle-ci produit une sédimentation énergétique et bloque le méridien du cour. Et si cet état devient chronique, ceci peut conduire dans certaines circonstances à causer des dommages au cœur lui-même.

Ce dont l'homme en colère a besoin est de pardonner. Et le pardon signifie lâcher prise. Il est intéressant de remarquer que l'extériorisation de la colère et de la fureur n'apportent pas de solution. Après une explosion de colère, le méridien du cœur de la personne en colère aussi bien que celui de sa victime sont en déséquilibre, si bien que c'est maintenant l'autre personne qui est en colère. Ce point de vue est intéressant dans la pratique thérapeutique. Il ne s'agit donc pas d'amener le patient à baigner dans un océan de pensées négatives. Ce qui compte, c'est la transformation de l'énergie négative en sentiments positifs l'amour et le pardon guérissent de la colère et de la fureur.

Le livre de John Diamond, *L'Énergie de vivre,* contient de nombreuses indications sur les relations qui existent dans le langage (significations originelles de certains mots, expressions toutes faites). Le langage est une vraie mine pour ceux qui s'intéressent à la psychosomatique. A la fin de son livre, John Diamond propose une liste d'une vingtaine de lexiques, dictionnaires de synonymes ou dictionnaires étymologiques. Pour lui, ils contiennent des trésors, et il dit que ce sont ses meilleurs amis.

La transformation des sentiments négatifs en sentiments positifs s'accomplit selon John Diamond au moyen d'affirmations. Il existe pour chaque méridien une affirmation positive particulière. L'efficacité des affirmations peut bien entendu être établie par le test musculaire. John Diamond propose ainsi un programme quotidien d'affirmations qui concernent également le thymus et la respiration. Elles se sont montrées très efficaces pour tous ceux pour qui elles ont été spécialement dédiées et adaptées.

La raison pour laquelle travailler avec les affirmations ou avec les énergies positives est si important est à mon avis très bien exprimée dans la citation de John Diamond que voici : « L'un des principaux problèmes de la psychiatrie moderne est le fait que le patient est exhorté par tous les discours à se concentrer sur le négatif, et à raconter dans tous les détails au psychiatre ce qui lui arrive de mauvais et de désagréable. Cette forme de psychothérapie ou de psychanalyse peut se prolonger des années. La plupart des patients savent alors avec une assez grande précision ce « qui ne va pas chez eux », mais leur énergie vitale demeure affaiblie et celle du psychiatre qui les traite également. (John Diamond, L'Énergie *de vivre)*

Les taux de divorce et de suicide sont en effet particulièrement élevés chez les médecins, les psychiatres et les psychothérapeutes et sont dans beaucoup de pays supérieurs à ceux de la moyenne de la population globale

Il reste énormément de choses à dire sur les travaux de John Diamond, mais, comme dans les autres chapitres, je n'ai voulu présenter que les points essentiels et caractéristiques. Les ouvrages de John Diamond sont écrits dans une langue très facile à comprendre. Vous les lirez aussi vite que des romans policiers.

Chapitre 10.

La grande synthèse : le PKP (Professional Kinesiology Practitioner) du Dr Bruce Dewe

La formation de PKP a été mise au point par Bruce et Joan Dewe, un couple néo-zélandais. Bruce Dewe est médecin, et s'est tourné vers une forme de médecine alternative et préventive pour trouver une solution à son propre problème d'asthme, qu'il avait développé au cours de ses études de médecine. Le diagnostic erroné (tuberculose primaire), la peur d'être probablement condamné à mort et une longue période de souffrances l'ont, selon ses propres termes, aidé à voir de manière objective les limites de la médecine occidentale contemporaine.

Malgré de graves problèmes de santé, Bruce Dewe a exercé comme médecin généraliste et comme surintendant d'un hôpital, et a enseigné l'anatomie à l'École Supérieure de Médecine d'Auckland. Il a effectué des recherches sur les thérapeutiques naturelles aux États-Unis, en Europe et en Afrique, avant d'opter pour la kinésiologie qu'il considère comme une médecine « douce ». Il a pu constater les effets positifs obtenus lorsqu'on apprend aux êtres humains à être responsables de leur propre santé. Il anime des cours de Touch for Health depuis 1977, et conçoit depuis 1981 des formations d'instructeurs Touch for Health.

Les travaux de Bruce Dewe vont très au-delà du programme de base « Touch for Health ». La série de cours « Professional Kinesiology Practitioner », la création de la Fondation « Touch for Health » d'Australasie et d'un centre d'études nommé « International College of Professional Kinesiology Practice » représentent la concrétisation de ses idées. Sur le plan de la pratique avec ses patients, il s'est spécialisé dans la médecine neuromusculaire, la gestion du stress et de la douleur, la résolution des difficultés d'apprentissage, le traitement des angoisses, des phobies et des allergies.

Son épouse, Joan Dewe, s'est vue obligée à cause d'une enfant dyslexique à s'intéresser à différentes méthodes d'aide à l'apprentissage pour les enfants. C'est alors qu'elle rencontra le Touch for Health et One Brain, qui se montrèrent les outils de travail les plus efficaces. Puis elle développa avec son mari le cursus « PKP », que tous deux enseignent aujourd'hui dans le monde entier. Bruce et Joan Dewe forment une équipe exceptionnellement compétente et complémentaire. Leurs cours allient information et pratique à beaucoup d'humour !

Mais que possède donc la formation « PKP » de particulier ? Depuis 1973, époque où John F. Thie publia le programme « Touch for Health », plus de deux millions de personnes dans 42 pays différents ont bénéficié de cette forme d'aide pratique. La signification du mot de John F. Thie : « Vous n'avez besoin que de vos deux mains, et d'amour », est maintenant reconnue dans le monde entier. Les méthodes de soins traditionnelles tendent à privilégier un aspect de la triade de la santé. La synthèse qu'est le Touch for Health prend en compte tous les aspects, et ne s'en tient pas au plan théorique.

Cependant, le Touch for Health n'est qu'un commencement, et la plupart des gens qui se sont formés à ce système sont devenus curieux et ont voulu en savoir plus. Et, en fait, il y a encore beaucoup à découvrir. J'ai essayé dans ce livre de vous en donner une idée approximative.

Le Touch for Health a donné naissance à bien des nouveaux bourgeons, dont vous connaissez déjà la plus grande partie.

Les particularités sans doute les plus importantes de la formation « Professional Health Provider » pourraient se résumer ainsi :

1. Prise en compte des émotions dans chaque test et chaque correction

Il est assurément exact que le Touch for Health dispose de puissantes techniques pour la restauration de l'équilibre énergétique dans le corps. Mais l'expérience a montré que bien des corrections ne sont pas suffisamment durables si l'on ne prend pas en compte le facteur émotionnel[1].

Une des composantes principales de la formation « PKP » est donc la prise en compte des émotions dans chaque test et dans chaque correction. Des mesures purement mécaniques ou énergétiques isolées ne sont pas toujours efficaces, surtout quand les causes réelles se trouvent dans le domaine émotionnel, ou lorsque la composante émotionnelle joue un rôle essentiel. Bruce et Joan Dewe identifient donc systématiquement dans chaque test l'émotion

1. Même si ça se fait aujourd'hui, la pratique de PKP insiste plus sur le rôle des émotions.

associée, même s'il s'agit d'un problème structurel, nutritionnel ou énergétique. La liste de John Diamond (Kinésiologie Comportementale) ou le Baromètre Comportemental (Three in One) nous donnent à cet égard des indications très précieuses.

2. Le déterminateur digital

Toute personne travaillant dans le domaine thérapeutique au sens le plus large du terme se voit constamment confrontée à la question du choix de la technique à appliquer à un moment donné. La plupart d'entre nous a très certainement déjà vécu l'expérience suivante : vous allez vous coucher par une belle nuit d'été et tout semble aller pour le mieux, jusqu'à ce que le bourdonnement d'un moustique vous réveille. Vous battez l'air de vos bras dans l'obscurité pour chasser l'intrus, mais sans le moindre résultat. Vos chances d'écraser le moustique sont au plus bas. Si vous saviez exactement où il se trouve à un moment donné, ce serait un jeu d'enfant de vous débarrasser de l'envahisseur. Dans le domaine thérapeutique, nous pouvons avoir la même impression de nous débattre dans le noir. J'ai lu quelque part cette phrase dont l'intention n'était pas seulement ironique : « Les erreurs de diagnostic sont une des maladies les plus fréquentes ». Peut-être vous souvenez-vous du chapitre sur la Kinésiologie Éducative ? J'y ai déjà montré que l'on n'effectue pas toutes les corrections à la suite ou en même temps, mais que l'on applique le principe des priorités.

Cette idée a été introduite en kinésiologie par le Docteur Alan Beardall. Dans ce système, les quatre doigts (index, majeur, annulaire et auriculaire) fonctionnent comme des indicateurs. Chacun de ces doigts représente un domaine :

index	– structure
majeur	– écologie personnelle (nutrition, environnement...)
annulaire	– émotions (psychisme)
auriculaire	– domaine électromagnétique (énergie, méridiens...)

Ce système d'indicateurs est souvent désigné sous le terme de « déterminateur digital » ou de « modes digitaux » (en anglais finger *modes).* Les modes digitaux permettent au kinésiologue de déterminer en quelques secondes l'ordre des priorités. Ils permettent aussi d'établir en harmonie avec le corps la chronologie exacte du processus à suivre. Voici qu'apparaît de nouveau l'idée de base géniale de la kinésiologie : nous ne laissons pas plus intervenir le hasard que le système de croyances du testeur ou du thérapeute – **le corps connaît la réponse !**

Le système originel d'Alan Beardail est complexe au niveau de son application. C'est pourquoi on en a développé dans les différentes branches de la kinésiologie des versions simplifiées. La Kinésiologie Éducative utilise 4 modes, Three in One en utilise 14 et « PKP » environ 200. Le principe de base est cependant toujours le même.

Le système « PKP », avec son grand nombre de modes n'est pourtant pas difficile à apprendre, bien au contraire. Bruce et Joan Dewe indiquent pour chaque (!) technique kinésiologique un mode spécial. De cette façon, l'on peut demander directement au corps de quelle sorte de problème il souffre (bilan) et de quelle sorte d'intervention il a besoin (correction).

Tous ceux qui ont utilisé une fois le déterminateur digital savent apprécier son inestimable valeur. Pour moi, il s'agit certainement d'une des méthodes thérapeutiques les plus fabuleuses qui existe.

3. La grande synthèse

Le déterminateur digital suffit déjà en lui-même à nous donner envie de nous former au système « Professional Kinesiology Practitioner ». Mais tout aussi important pour le thérapeute est le fait que Bruce et Joan Dewe ont pour ainsi dire effectué la synthèse de tous les domaines importants de la kinésiologie, et intègrent le meilleur de la Kinésiologie Appliquée, du Touch for Health, de Three in One, etc. D'après leurs propres termes, ils sont en cela d'autant plus empreints de la philosophie « Three in One ».

Les séminaires s'appelaient auparavant TFH 4, 5, 6 7 et « Health and Integration Tutor's Workshop ». Comme je l'ai dit, les techniques essentielles des domaines les plus importants de la kinésiologie se retrouvent dans le programme « PKP ». Les nouveaux résultats des recherches seront rapidement intégrés, afin de garantir un processus de progrès permanent.

L'application du système « PKP » offre au praticien une méthodologie unifiée, une facilitation essentielle à la pratique et une meilleure efficacité. Bruce et Joan Dewe ont élaboré et simplifié de nombreuses techniques, en particulier celles qui proviennent de la Kinésiologie Appliquée ou qui participent originellement de la chiropraxie.

Troisième partie

La kinésiologie en pratique

Dans la première partie de ce livre, nous avons évoqué des notions de base le stress, les origines et les principes fondamentaux de la kinésiologie, la façon de tester un muscle. Le deuxième volet était consacré à une présentation de quelques branches de la kinésiologie, sans vouloir prétendre à l'exhaustivité. La kinésiologie est un domaine qui se développe très rapidement, que se soit par de nouvelles techniques, l'approfondissement des méthodes purement kinésiologiques ou par l'intégration d'éléments provenant d'autres approches.

Cette troisième partie est plutôt consacrée à explorer les différents champs d'application pratique de la kinésiologie illustré par des exemples concrets. Vous y trouverez également quelques adresses et une bibliographie, ainsi que des indications sur la façon dont la kinésiologie peut être utilisée au niveau personnel ou professionnel.

Chapitre 11.

La kinésiologie dentaire

Le domaine des soins dentaires est un bon exemple d'application de la kinésiologie dans le domaine médical. Dans ce secteur, le test musculaire a été très rapidement adopté dans des buts diagnostiques et thérapeutiques. C'est une méthode de travail qui s'ouvre ainsi pour le chirurgien-dentiste à orientation kinésiologique « avec une précision jusqu'alors jamais atteinte » (citation d'un professionnel).

De toute évidence, l'utilisation de la kinésiologie dans ce domaine ne remplace pas les soins traditionnels dentaires mais elle peut apporter un plus pour le dentiste et son patient.

Le circuit-localisation

La kinésiologie a mis au point et utilise un outil aussi simple que génial. On l'appelle « circuit-localisation » ou parfois « thérapie-localisation ». Lorsqu'on touche un endroit du corps et que le muscle indicateur devient faible, c'est que le corps nous indique une perturbation. Autrement dit, on peut explorer le corps pratiquement comme à l'aide d'une sonde, et là où il y a un problème énergétique, il y a pour ainsi dire une petite lumière qui clignote (= muscle indicateur faible).

Avec cette méthode de la circuit-localisation, il est possible de tester certains zones spécifiques du corps, soit directement, soit indirectement au niveau des points réflexes. Dans ce but, il existe une large variété de systèmes desquels on peut s'inspirer : les points d'acupuncture, les points réflexes pour des organes, les points de Riddler pour la nutrition (carences et excès), les chakras, etc.

Pour mieux vous faire comprendre le principe du circuit-localisation, j'aimerais attirer votre attention sur certains résultats de la recherche. Quand dans un organe ou dans une partie du corps l'apport d'énergie est insuffisant, « l'organe et le point réflexe associé sur la peau se trouvent dans une situation de stress, et émettent des signaux sur une fréquence de 69,5 gigahertz. Nous disons alors que l'organe est « faible ». Quand le stress se produit, dans la mesure où l'organe est suralimenté en énergie, celui-ci émet sur une autre fréquence (35 gigahertz). Nous disons alors que l'organe et le point réflexe associé sont en sursollicitation » (Wayne Topping). Les tests musculaires permettent d'identifier ces deux formes de déséquilibre.

Effectuer un tel test en kinésiologie dentaire est une procédure des plus simples. On utilise comme d'habitude un muscle indicateur fort. La personne testée touche à l'aide d'un doigt une de ses dents. Si le muscle indicateur faiblit, c'est que cette dent est endommagée. Il peut naturellement y avoir plusieurs causes, et c'est pourquoi il existe des tests spécifiques, qui peuvent délivrer des informations supplémentaires sur la nature du problème. La circuit-localisation d'une dent crée parfois des surprises. Je connais de nombreux exemples où ce test signalait la présence d'un problème, mais la dent semblait être en bonne santé et la radiographie était négative. Quand le chirurgien-dentiste approfondit sa recherche, malgré l'absence de signes cliniques, il trouve souvent la source du problème. Parfois il faut du courage pour ouvrir une dent ou défaire une couronne sans avoir une indication autre que le test kinésiologique. Mais gardons bien à l'esprit l'un des fondements de la kinésiologie : le corps ne ment pas !

Les foyers d'irritation

Il faut savoir que « les dents peuvent présenter différents types de foyers d'irritation allant de la simple carie jusqu'aux racines plongeant dans une zone d'ostéite, en passant par tous les stades de la dégradation dentaire et parodontale. Certains, comme des foyers d'ostéite, sont faciles à diagnostiquer et aboutiront souvent à l'exérèse chirurgicale de la dent, associée au curetage du foyer. D'autres, plus subtils, méritent des test discriminatoires plus raffinés » (Francis Linglet).

La kinésiologie dentaire s'intéresse également aux fonctions des muscles masticateurs, de l'articulation temporo-mandibulaire (ATM), de l'occlusion et des thèmes connexes. Mais peut-être la possibilité la plus fascinante est-elle la faculté de déterminer l'influence des dents sur l'organisme entier. Un processus pathologique dans la région des dents ou de la mâchoire peut être à l'origine de symptômes dans toutes les autres régions du corps. Et inversement, une pathologie ou perturbation dans une autre partie du corps, même très éloignée, peut avoir une répercussion sur les dents, l'occlusion ou les ATM. J'ai moi-même pu découvrir fréquemment de tels rapports dans mon travail avec des clients, et j'ai été en mesure de leur conseiller de se soumettre à un traitement dentaire.

Tester les matériaux

Un autre domaine d'application très important de la kinésiologie dentaire consiste à utiliser des tests pour déterminer les matériaux les plus appropriés. A ce sujet, il n'est pas inutile de rappeler les phénomènes d'allergies et d'intolérances. Un fort pourcentage de la population porte différents matériaux dans sa bouche, matériaux qui sont nocifs pour la santé quand ils sont présents à haute dose (il est intéressant à savoir qu'il est interdit de jeter certains métaux dans la nature à cause de leur toxicité aiguë pour l'environnement ; par contre, ces mêmes métaux peuvent être installés dans notre corps !). A cet égard, il peut être tout à fait profitable de tester les effets des matériaux utilisés pour les plombages, les couronnes, les bridges, mais aussi les propriétés des médicaments employés, en anesthésie par exemple, avant leur utilisation.

Pour représenter cette relation entre les dents et l'organisme de manière un peu plus significative, je vous propose le diagramme suivant. Il montre comment des dents spécifiques sont en rapport avec les méridiens d'acupuncture. Les processus pathologiques qui apparaissent dans la région dentaire affectent outre les méridiens concernés, éventuellement les organes qui leur correspondent. C'est pourquoi certains muscles, qui sont eux-mêmes en rapport avec ces méridiens, sont hyper – ou hypotoniques et peuvent provoquer des douleurs chroniques, des cervicalgies, etc.

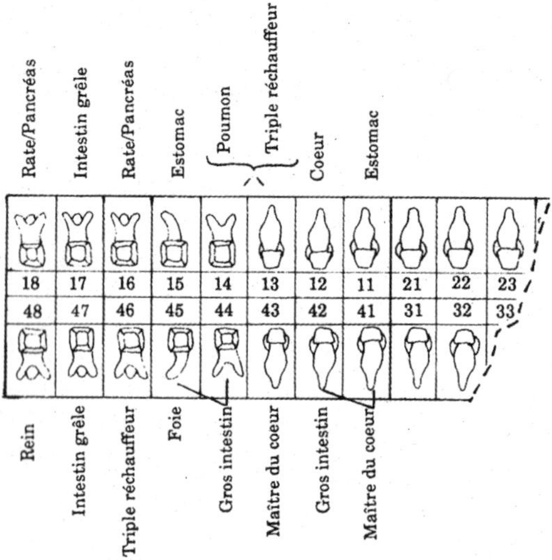

Rapport dents - méridiens d'acupuncture (d'après Eversaul, Diamond, Char)

Chapitre 12.

La vision : mieux voir naturellement

La vision est un processus extrêmement compliqué, comme la plupart d'entre nous le pressent. Malgré de nombreuses découvertes à une époque antérieure, en particulier en neurophysiologie, une infime partie seulement de ce phénomène nous est connue. Vouloir comparer la vision au procédé de la photographie ou à une projection de dispositives serait rater l'essentiel.

Un processus très complexe

Le processus visuel commence quand la lumière passe à travers la pupille et vient frapper la rétine. C'est là qu'elle sollicite les photorécepteurs (cônes et bâtonnets), et qu'elle est alors convertie en impulsions électriques. La rétine, que l'on peut considérer comme une extension du cerveau, est un tissu neuronal hautement spécialisé. Elle tapisse le fond de l'œil presque entièrement, et elle est responsable de la première différenciation des perceptions visuelles. Elle ne traite pas tous les signaux qu'elle reçoit.

C'est uniquement quand nous voulons voir précisément un objet que l'impulsion est transmise au relais suivant, le corps genouillé latéral et le thalamus. C'est là qu'il sera sélectionné pour la seconde fois. Le thalamus est le relais le plus important entre la moelle épinière et le cortex cérébral. A part les perceptions olfactives, toutes les autres impressions sensorielles qui sont reçues convergent vers le thalamus. Celui-ci transmet les données vers le cortex visuel, situé dans le lobe occipital, mais aussi vers l'amygdale, une structure du système limbique, qui fait une évaluation rapide sur le plan émotionnel. Nos expériences antérieures et leur contexte émotionnel (peur, douleur, plaisir, etc.) ont ainsi un impact plus que considérable sur notre manière de percevoir le monde ou même de l'ignorer. Nous voyons bien plutôt ce que nous voulons voir, ou ce que notre cerveau accepte de voir. Ceci est un processus hautement sélectif et en majeure partie inconscient.

C'est là que la kinésiologie nous offre de remarquables moyens, avec l'intégration cérébrale et la levée des blocages, pour intervenir au niveau des changements du processus visuel.

Vision et émotions

Comme toutes les fonctions corporelles, la vision est, elle aussi, sujette à des perturbations constantes. Quand nous sommes fatigués, notre vue est moins bonne et perçante. Le stress, la peur, la colère et la tristesse réduisent également nos facultés dans ce domaine. D'un autre côté, nous savons tous que certaines expériences particulières telles que des moments de bonheur, de joie ou de satisfaction nous permettent de percevoir le monde avec plus de couleur et de clarté. Si nous considérons nos yeux sous cet aspect holistique, il nous est facile de comprendre pourquoi la fatigue ou toute autre tension corporelle a un effet négatif sur la vision.

En kinésiologie, les techniques de Paul Dennison par exemple, nous donnent la possibilité d'agir de façon positive sur les émotions décrites plus haut ainsi que sur les tensions et surtout sur le stress. Pour que le changement soit possible, il faut d'abord accepter momentanément l'état dans lequel nous sommes. Ce n'est qu'à partir de là que nous pouvons prendre conscience progressivement des blocages qui nous ont empêchés de voir les choses d'un autre point de vue. Si nous acceptons la charge émotionnelle négative de stress que nous n'avions pas voulu voir jusque là, nous sommes libérés de la peur et nous pouvons laisser entrer les images intérieures et extérieures.

Une combinaison de la méthode Bates, de la kinésiologie et d'autres techniques optométriques aide la plupart des gens à augmenter leurs capacités visuelles. Bien plus, nous percevons des images que nous refusions de voir auparavant. Grâce à la dissolution des blocages, nous obtenons un meilleur fonctionnement de la circulation de l'énergie.

Sur la base de découvertes expérimentales (Hollwich, 1948), nous pouvons tenir pour acquis que la lumière qui pénètre dans l'œil utilise au niveau physiologique deux voies indépendantes l'une de l'autre. La voie optique est affectée à la vision, alors que la voie énergétique a une action sur le métabolisme et le système endocrinien. En vérité, tout cela est encore x-fois plus complexe. La vision est intimement liée à la proprioception, la posture, l'équilibre et le mouvement. Les images sont donc la cerise sur le gâteau.

Une autre fonction, sur laquelle agissent les techniques citées, est la liberté des micromouvements du globe oculaire. Ces petits mouvements de tremblement inconscient, que l'œil accomplit environ 50 fois par seconde, sont indispensables à l'acuité visuelle. Les signaux optiques qui entrent passent alternativement et très rapidement d'une cellule nerveuse à l'autre, pour en utiliser la sélectivité de façon optimale. C'est la raison pour laquelle les astronautes rendaient perplexes les chercheurs restés à terre en affirmant reconnaître des objets sur terre (bateaux, camions) à une distance de plusieurs centaines de kilomètres, alors que théoriquement ils n'auraient jamais dû les voir. En état d'apesanteur, à cause de l'absence de friction, les yeux sont capables d'une mobilité beaucoup plus importante et donc l'acuité visuelle augmente. Dans un contexte plus terre à terre, c'est aussi valable : seuls des yeux décontractés et non stressés peuvent bouger librement. Si nous sommes accablés par le stress, ce ne sont pas seulement les muscles de la nuque qui sont tendus mais aussi les muscles oculaires.

Au cours d'une séance, des améliorations spontanées de la vision peuvent se produire. Ce n'est absolument pas inhabituel. Là aussi les tests musculaires comme méthode de feedback nous aident à aller plus loin, dans la mesure où le corps nous montre où se situent les blocages spécifiques et comment ils peuvent être dissous. Parfois c'est de façon indirecte que les améliorations de la vision surviennent, lorsqu'on se débarrasse d'un trouble qui « à première vue » n'a « rien à voir » avec les yeux.

Mais cela ne devrait vous surprendre qu'à peine, car la kinésiologie est une méthode réellement holistique. Paul Dennison a un jour exprimé les relations entre la vision et l'organisme global de la façon suivante : « Nous ne voyons pas avec nos yeux, mais avec notre cerveau. Et le cerveau ne se trouve pas seulement dans la tête, mais dans l'ensemble du corps ».

Nous avons là une merveilleuse définition de ce qu'est une approche holistique. Le célèbre neuro-scientifique Antonio Damasio a utilisé récemment quasiment la même formulation en modifiant une phrase de Pascal : « Le corps a des raisons que la raison devrait absolument prendre en compte ».

J'ai introduit cette citation dans ce livre pendant l'été 2000. Elle me donne l'occasion de vous signaler que **toute la recherche récente en neurosciences confirme les concepts de base de la kinésiologie** : l'importance du corps en règle générale, la parité entre corps, émotions et esprit, le principe que tout est lié à tout (en clair, n'importe quelle partie du corps peut perturber n'importe quelle autre partie, mais aussi, chaque amélioration partielle peut avoir une influence bénéfique sur l'organisme entier, le psychisme inclus).

Pour illustrer mon propos, voici brièvement présenté un bel exemple : dans un cours de Touch for Health (La Santé par le Toucher), je voulais faire la démonstration d'un simple test oculaire, comme j'ai vous l'ai déjà expliqué précédemment. La personne que je testais présentait toujours un muscle indicateur faible quand elle regardait vers la droite. Nous effectuâmes les corrections que vous connaissez déjà. Puis je demandai à la participante si elle avait ressenti quelque chose de particulier. Elle répondit que non. Mais quelques secondes plus tard, elle dit : « Pendant la correction, j'ai dû penser à quelque chose mais cela n'a rien à voir avec les yeux ». Je lui demandai si elle pouvait quand même nous faire partager ce à quoi elle avait pensé. Elle répondit qu'elle avait dû penser à son père. Son père était toujours assis à sa droite à table. Et lorsque je lui demandai quelle sorte de rapports elle avait avec son père, elle fondit soudain en larmes.

La partie droite de son champ visuel avait été bloquée au niveau énergétique, et ce blocage était de nature émotionnelle. La correction kinésiologique l'avait connectée avec ses sentiments, et dans le même temps avec son passé. A la suppression du blocage énergétique était liée la libération émotionnelle et, par voie de conséquence, s'est ensuivi un effet positif sur la vision.

Il existe des cours spécifiques sur le thème de la vision qui s'adressent à ceux qui ont des besoins personnels dans ce domaine, mais également à ceux qui veulent se former professionnellement à la rééducation visuelle.

Un test simple

Pour terminer cette section sur la vision, je vous propose un test pratique simple à faire. Si vous avez des enfants avec des grands problèmes de lecture ou si vos propres yeux fatiguent rapidement en lisant, le résultat de votre observation peut être plus qu'important. La personne testée va suivre avec son regard sans bouger la tête un objet (par exemple un stylo) que l'opérateur bouge horizontalement à la hauteur des yeux en faisant des allers et retours. La bonne distance est de cinquante centimètres environ, la vitesse à peu près une seconde pour un aller (vingt passages en tout). Observez bien les yeux de la personne : est-ce qu'ils suivent facilement l'objet ou est-ce que les yeux font des bonds ? Si c'est le cas, la personne a impérativement des difficultés de lecture, surtout quand il s'agit d'un enfant. Vous imaginez facilement qu'on a besoin de ce même mouvement de la poursuite oculaire pour la lecture. Cette seule observation justifie une visite chez un kinésiologue pour corriger ce déficit et peut-être bien d'autres.

Chapitre 13.

Kinésiologie et psychothérapie

Thérapies verbales et approches corporelles

De nombreux modèles psychologiques et psychothérapeutiques utilisent le langage comme moyen premier d'obtention des informations. L'exemple classique en est sans doute celui de l'analyse freudienne, dans laquelle le patient raconte à l'analyste ses expériences, ses sentiments et ses rêves. C'est ce qui nous conduit à penser que le patient, après avoir surmonté ses mécanismes de défense et de transfert, doit en arriver à un moment ou à un autre à prendre conscience du matériel inconscient qui bloque son développement normal.

Le point de vue freudien était révolutionnaire en soi, mais le temps ne s'est pas arrêté depuis Freud. De nombreux critiques mettent l'accent sur le fait qu'une analyse peut durer des années et a souvent pour résultat que le patient comprend mieux de nombreux éléments de sa propre vie, mais qu'il n'en va pas pour autant beaucoup mieux. Suffisamment de choses ont été dites et écrites sur ce thème pour que je vous épargne mes propres remarques.

C'est parce que de nombreuses personnes trouvaient que les méthodes purement verbales n'étaient pas suffisamment efficaces que certains successeurs de Freud commencèrent à chercher des voies alternatives. C'est surtout Wilhelm Reich qui, par ses travaux, a donné l'impulsion aux techniques qui prennent également en compte le corps. Citons également Fritz Pens, l'inventeur de la Gestalt Thérapie, et Alexander Lowen qui a développé la Bioénergie. De nombreuses théories ont suivi ce mouvement pendulaire jusqu'au bout, et n'ont pratiquement développé qu'une orientation exclusivement corporelle.

L'utilisation de ces techniques, et d'un grand nombre d'autres méthodes a pour but de déconnecter l'intellect et le conscient, pour se frayer ainsi un accès direct à des couches plus profondes. D'autres pratiques poursuivent précisément le même but : la déconnexion de la compréhension rationnelle, à travers l'utilisation de techniques de transe, de l'hypnose, de la respiration ou même de psychotropes.

Communiquer avec l'inconscient

Par rapport à toutes ses démarches il faudrait clarifier un point très important. Ce qu'on appelle l'inconscient n'est pas une simple cave pour cacher des choses qu'on ne veut plus voir, entendre ou sentir. Notre psychisme, on pourrait dire aussi notre cerveau, a cette capacité, certes. Mais elle représente seulement une toute petite dimension en comparaison avec la fonction prioritaire de l'inconscient : faire vivre et survivre l'organisme, le nourrir et le défendre et faire en sorte aussi que la vie de l'espèce continue. Tout cela se fait « tout seul », sans intervention du néocortex, grâce à notre tronc cérébral en grande partie.

C'est lui qui fait battre le cour, régule la température du corps, nous signale que l'organisme a soif ou faim etc. Notre « tête » ou notre conscience, le néocortex, ne sait pas digérer un morceau de fromage, cicatriser une plaie ou faire pousser les cheveux. Mais notre « corps » le sait ! C'est avec cette **intelligence du corps** qu'on communique en kinésiologie par test musculaire interposé. Un organisme qui craint pour sa survie suite à des traumatismes anciens ou récents (sans que notre conscience s'en rende compte), qui est carencé au niveau des nutriments essentiels et ne peut plus assurer le fonctionnement optimal du cerveau (pour produire des neurotransmetteurs par exemple), un tel corps n'est une maison idéale pour accueillir un psychisme tranquille.

Des bilans et corrections rapides

Le test musculaire nous permet un accès à ces informations avec une précision surprenante. A cet égard, des approches kinésiologiques plus récentes vont dans ce sens. Mais ça ne change en rien notre concept de base, d'intégrer systématiquement toutes les parties de l'être humain, de la tête aux pieds ou ici, du conscient jusqu'à l'inconscient (= le corps). Lorsqu'il s'agit de thèmes plus lourds, de conflits ou de maladies, l'accès conscient et direct nous est souvent impossible. C'est pourquoi nous posons des questions (non-verbales) au corps. Votre estomac sait très bien comment il supporte la nourriture qu'il absorbe, bien qu'il n'ait jamais ouvert un livre sur le sujet ni assisté à une conférence médicale. Il « sait » pourtant, mais il ne comprend pas.

C'est pourquoi les techniques de la kinésiologie sont si efficaces et rapides : elles s'adressent à l'intelligence globale de l'organisme et non à un domaine fragmentaire. Nous pouvons demander au corps l'origine d'un problème, et si elle est d'ordre structurel/mécanique, émotionnel, nutritionnel, électromagnétique/énergétique, etc., mais aussi comment elle peut être corrigée.

La kinésiologie a mis au point bon nombre de protocoles dans le secteur psychologique et émotionnel, de la libération de stress simple (la peur des examens, un choc restant après un accident) en passant par des phobies (une phobie est une peur irrationnelle ou non-justifiée pour la conscience), jusqu'aux programmes de sabotage inconscients inhibant l'épanouissement ou la santé du sujet (appelés aussi inversion psychologique par Roger Callahan, cf. bibliographie).

La psychogénéalogie

La rencontre avec l'approche systémique de Bert Hellinger et ses « Constellations Familiales », une forme de travail en psychogénéalogie, fut une véritable révélation pour moi. Cette découverte a été rendue possible grâce à mon épouse Constanze Potschka-Lang, qui a introduit en France il y a quelques années cette méthode dont je vais vous présenter brièvement les principes majeurs.

Il se peut que notre vie soit conditionnée par des sentiments ou des comportements qui ne nous appartiennent pas. Des drames et des secrets qui font parfois partie de l'histoire d'une famille peuvent fortement déstabiliser le système familial et créer des problèmes pour les autres membres de la famille, souvent à leur insu.

Si un membre d'une famille a été exclu ou oublié car il a subi un sort difficile (une femme morte en couches, un premier fiancé disparu à la guerre ou bien un enfant mort en bas-âge, etc.), il arrive qu'un membre de la famille d'une génération suivante rappelle inconsciemment aux autres cet exclu, en imitant son sort, en manifestant ses émotions ou symptômes, ou en souhaitant le suivre dans la mort.

Si une culpabilité grave n'a pas été assumée, un enfant tentera plus tard d'expier pour cette culpabilité en payant le prix fort pour sa santé ou son bonheur. Les Constellations Familiales, mises au point par Bert Hellinger, permettent de mettre en scène l'image de son système familial en choisissant dans le groupe de travail des représentants pour les vrais membres de la famille. Par la place qu'occupent les substituts des membres de la famille, leurs attitudes et sentiments, apparaissent les liens cachés, les secrets et les règles qui régissent ce système familial et qui peuvent générer soit bonheur ou santé, soit malheur et maladie.

On procède en plusieurs étapes à des changements du positionnement dans l'espace des représentants, tout en guidant soigneusement la personne dans la mise en œuvre des processus d'intégration, afin que les tensions disparaissent et que la paix revienne au sein du système. Les solutions sont toujours profondément touchantes et libératrices. Elles aident les personnes concernées à retrouver des sentiments plus cohérents ainsi qu'une vie plus paisible.

Les intrications, dont une personne peut être l'objet, sont particulièrement pernicieuses, entre autres à cause de leur camouflage dans l'inconscient. A l'aide d'un groupe, comme décrit ci-dessus, le thérapeute familial peut décoder ces intrications. Par contre, en travail individuel c'est beaucoup plus difficile. C'est la raison pour laquelle la stratégie de travail utilisant des tests kinésiologiques développée par Constanze Postchka-Lang permet de profiter des effets énormes de l'approche systémique de Hellinger. Ces techniques sont aujourd'hui intégrées dans certaines formations en kinésiologie. Ce travail qui a littéralement changé la vie de beaucoup de gens, sera prochainement présenté et développé dans un ouvrage.

Psychisme et métabolisme

Pour clore ce chapitre sur le domaine psychologique, il y a un sujet que j'aimerais approfondir. L'hypoglycémie est vraisemblablement l'une des maladies les plus mystérieuses et certainement l'une des plus mal diagnostiquées. Les personnes qui en sont atteintes présentent pendant certaines phases plus ou moins longues un taux de sucre sanguin trop bas. L'homme peut vivre longtemps avec une glycémie trop élevée, mais peu de temps avec un taux de sucre sanguin trop bas sans présenter de symptômes graves.

Le psychiatre Harry Saizer a pu établir des cas d'hypoglycémie chez de nombreuses personnes considérées comme des malades mentaux, et les guérir à l'aide d'un régime alimentaire approprié. Il a pu déterminer par certaines investigations que sur 216 patients qui présentaient des symptômes de maladie mentale, 87 (!) souffraient d'hypoglycémie, entre autres un jeune homme qui avait reçu le diagnostic de « psychotique schizo-affectif » et qui était depuis longtemps traité aux électrochocs. En suivant un régime adapté, il fut totalement guéri en six mois.

Les symptômes les plus courants associés à l'hypoglycémie sont : « épuisement, dépression, insomnie, anxiété, irrascibilité, vertiges, sensation de perdre connaissance, transpiration, tremblements, tachycardie, courbatures, perte d'appétit, difficultés de concentration, etc. L'hypoglycémie résulte du dérèglement d'un de ces facteurs : pancréas sécrétant trop d'insuline, glandes surrénales sécrétant insuffisamment d'adrénaline, enfin, et c'est en général la cause première, alimentation trop riche en sucres raffinés » (Kathy Bonan, Yves Cohen).

Pour s'assurer que les symptômes en question proviennent de l'hypoglycémie, il faudrait dans chaque cas effectuer un test de tolérance au glucose pendant six heures de préférence. A l'aide de quelques tests kinésiologiques, il est possible de déterminer rapidement dans quel état se trouvent les surrénales, et comment elles réagissent à l'absorption de sucre raffiné.

En règle générale, un corps sain et équilibré refuse le sucre raffiné et préfère les sucres naturels (sucres lents). Normalement, le test kinésiologique montre une réaction faible du muscle indicateur auparavant fort au sucre raffiné. Si la personne présente néanmoins un épuisement des surrénales, ou pour ainsi dire un état de manque, le corps demande une aide immédiate et accepte alors le sucre raffiné. On trouve alors en testant que le muscle indicateur faible est devenu fort ! Le corps a jeté toutes ses règles de conduite par-dessus bord.

Ces exemples nous remettent sur le fil rouge de ce livre : un problème particulier n'a pas forcement son origine et sa solution dans le même secteur. Une perturbation psychologique peut avoir ses origines dans un dérèglement nutritionnel ou métabolique. Par conséquent, une psychothérapie ne s'impose pas dans le cas d'une hypoglycémie, même si les symptômes majeurs se manifestent sur le plan psychoémotionnel. Mais il y a toujours quelqu'un à qui l'on peut s'adresser : **notre corps,**

l'expert ultime et le test musculaire comme outil facile de communication avec lui.

Chapitre 14.

Le sport et la kinésiologie

J'ai moi-même pratiqué de nombreuses disciplines, certaines dans un cadre professionnel, d'autres pour les loisirs. Si l'on excepte les aspects négatifs qui se présentent surtout quand le sport se professionnalise (le dopage, les aspects financiers...), il demeure pour moi l'une des activités les plus fascinantes auxquelles l'homme puisse se livrer.

Les possibilités d'application de la kinésiologie dans le sport représentent un spectre extrêmement vaste qui ne peut être exploré complètement dans le cadre de ce livre. Mais d'abord, permettez-moi une petite remarque. Dans tous les milieux sportifs et déjà en commençant à un faible niveau, on pratique l'entraînement, l'échauffement, donc la préparation. Cela semble évident, parce que celui qui ne se prépare pas ne gagnera pas. C'est aussi simple. Mais quelle est l'attitude de notre société face à l'éducation, l'apprentissage ou la santé ? La notion de la prévention, la plus noble des médecines, est quasiment inexistante

On s'entraîne après la défaite, et encore. Les Chinois disent qu'il ne faut pas commencer à creuser un puits quand on a soif. Cela veut tout dire.

Préparation, compétition, intégration

Revenons au sport. On peut distinguer trois phases la préparation, la compétition et l'intégration postcompétitive. Pendant la première phase, l'aide apportée par la kinésiologie pour le sportif peut se situer sur plusieurs niveaux. Je pense au contrôle musculaire (voir le chapitre sur La Santé par le Toucher) avec renforcement des muscles faibles, la sédation des muscles hypertoniques, la correction des muscles réactifs (un muscle réactif est un muscle qui se débranche quand un muscle réacteur est activé. C'est un phénomène fréquent, souvent source de douleurs et de blessures et tout à fait comparable à un court-circuit électrique).

On peut assurer facilement aussi un accompagnement nutritionnel personnalisé pour éviter des effets néfastes des carences, des excès, des intolérances ou des hypersensibilités/allergies. Une hydratation suffisante est indispensable également (pas seulement pour des sportifs) et à surveiller à des niveaux différents.

Dans le domaine de la préparation mentale, intégrée aujourd'hui dans tous les sport de haut niveau (pourquoi pas à l'école ?), un kinésiologue est loin d'être démuni de moyens efficaces. Une cause principale d'échec pendant les compétitions est la perte d'intégration cérébrale et psychocorporelle. Dans ce cas, on ne perd pas à cause des faiblesses physiques mais en raison d'un cerveau qui déraille. A la base, on trouve souvent des programmes de sabotage individuels ou collectifs du style « de toute façon les autres sont meilleurs, je suis l'éternel deuxième », etc. Et de nouveau, on n'est pas forcement conscient de cela, ou on croit avoir réglé le problème. Les tests kinésiologiques les dévoilent rapidement et les corrections permettent par la suite de les jeter à la poubelle ou de les envoyer au musée.

On peut utiliser des instruments kinésiologiques même immédiatement avant une compétition ou pendant la mi-temps, un break, etc. Les exercices de Brain Gym sont, par exemple, très efficaces pour ce type de situation.

La phase post-compétition permet de réviser, d'analyser et de reprogrammer. On découvre a posteriori, par exemple, que le sportif a perdu son intégration seulement pendant une phase spécifique, sans qu'on puisse forcément s'en apercevoir à l'œil nu. Mais la perte de quelques centièmes de seconde ou de quelques centimètres peut faire la différence entre la victoire et une défaite malheureuse. Les sportifs de haut niveau sont donc très sensibles à des changements presque imperceptibles et les accueillent avec gratitude.

La kinésiologie aide à gagner

De nombreux sportifs du plus haut niveau ont déjà profité de la kinésiologie. On ne le dit pas toujours tout haut pour des raisons évidentes. Des sportifs mondialement connus comme l'Américain Michael Johnson, recordman mondial sur 200 m et 400 m, champion du monde et olympique en athlétisme, la skieuse italienne Deborah Compagnoni, triple médaille d'or aux Jeux Olympiques et championne du monde également, sont passés entre les mains de kinésiologues. Certaines judokas de l'Équipe de France préparent leurs rendez-vous capitaux avec un kinésiologue. Un rugbyman international français a témoigné à la télévision son enthousiasme face aux effets bénéfiques de la kinésiologie sur ses performances. Le directeur médical de l'équipe prestigieuse de football de l'AC de Milan, Jean-Pierre Meersseman, est kinésiologue. Voilà pour quelques noms mais cette liste est loin d'être exhaustive.

En résumé, si la kinésiologie est acceptée dans le sport de haut niveau, elle doit indiscutablement apporter quelque chose d'important. Dans ce milieu notamment, on ne se prive pas d'utiliser les meilleurs moyens pour arriver à la victoire.

Chapitre 15.

La kinésiologie et d'autres approches (éducatives, thérapeutiques, paramédicales, médicales)

Ce livre a été conçu comme une initiation à la kinésiologie, et s'adresse donc aux personnes qui ne possèdent pas ou très peu de connaissances dans ce domaine, sachant que cet ouvrage n'a pas la prétention d'être exhaustif.

Une formation ouverte à tous

Comme je l'ai déjà mentionné, deux grands courants de base se sont développés au fil des années. Le premier, initié par George Goodheart, propose des formations très médicalisées dont l'accès est généralement réservé à certains groupes professionnels, comme des chiropracteurs ou des médecins. A cet égard, il faut savoir que les chiropracteurs représentent le troisième groupe médical aux États-Unis après les médecins et les chirurgiens-dentistes et qu'ils disposent du titre de docteur, comme le Dr Goodheart ou le Dr Thie. A l'heure actuelle, nous sommes dans une situation plus que paradoxale, puisque les chiropracteurs et les ostéopathes sont reconnus officiellement dans certains pays européens, alors que dans d'autres, notamment en France, ils risquent d'être poursuivis pour exercice illégal de la médecine.

Le deuxième courant de la kinésiologie a pris naissance avec le Touch for Health créé par le Dr John F. Thie, qui a souhaité ouvrir cette discipline au grand public. De ce fait, malgré la complexité de l'approche, les formations en kinésiologie ne sont pas réservées aux professions médicales et paramédicales et ne nécessitent pas de prérequis particuliers. Je considère personnellement cette situation comme une bonne chose, et les résultats obtenus dans la pratique en sont la preuve. C'est pourquoi les cours sont fréquentés par un public très diversifié (femmes et mères au foyer, médecins et kinésithérapeutes, enseignants et personnes travaillant en entreprise...) et cette philosophie d'ouverture concourt certainement à l'essor remarquable que cette discipline a connu ces dernières années dans le monde entier. De mon point de vue, il s'agit d'une véritable démocratisation du secteur de la santé au sens large et du domaine du développement personnel.

Les critiques

J'ai dit plus haut que je souhaitais apporter une réponse à quelques critiques. D'abord et avant tout, la kinésiologie n'est pas une panacée qui serait destinée à « soigner » n'importe quoi chez n'importe qui. Cela doit être dit et redit de façon très claire. Un deuxième point concerne la durée de la formation. Le module « La Santé par le Toucher » par exemple se déroule sur huit jours en tout. C'est naturellement très peu. C'est pourquoi certains pensent qu'il est impossible d'arriver à des performances et résultats valables en si peu de temps. Beaucoup même pensent qu'il y a là un danger.

Comme bien souvent, les critiques sont émises par des professionnels de la médecine ou par des métiers paramédicaux. Cela provient entre autres du fait qu'aujourd'hui, les naturopathes, les PNListes et autres praticiens sortent du sol comme des champignons, sans diplômes reconnus. Cela donne bien des ombres et bien des lumières, des gens fiables et des charlatans. Tout ceci est vrai. Mais il existe aussi une foule de charlatans qui possèdent un diplôme d'État ! Pensez seulement au fait que d'après les estimations officielles, 20 à 30 % des cas de maladie sont de nature iatrogène, autrement dit générées par la médecine elle-même !

Il n'y pas une semaine sans que l'on entende parler dans les médias de scandales dans un hôpital, un cabinet médical ou dans un foyer pour des personnes âgées. Chaque année, il y a 10 000 morts dans les hôpitaux français à cause de problèmes d'hygiène ! Si les approches appelées « médecines douces » faisaient autant de dégâts, elles auraient disparu depuis longtemps. Mais je ne veux pas faire ici le procès de la médecine, ni généraliser abusivement.

L'aspect le plus important à mes yeux, j'en ai la ferme conviction, est la conscience de ses propres limites, sinon on court inévitablement le danger de commettre des erreurs. Ce principe s'applique à tout, non seulement au contexte de la relation d'aide mais aussi lorsqu'on conduit une voiture ou lorsqu'on fait une randonnée en haute montagne. En Allemagne, l'examen d'État de praticien de la Santé (Heupraktiker), qui est une profession reconnue et qui nécessite donc une autorisation pour pouvoir pratiquer, repose sur ce principe. Le praticien de santé doit avant tout être capable de démontrer aux examinateurs ce qu'il ne doit pas faire, pour éviter à tout prix des erreurs qui pourraient être lourdes de conséquences.

Appliqué à la kinésiologie, cela signifie qu'on peut très bien travailler avec un savoir limité, et obtenir pourtant de bons résultats. Des milliers de kinésiologues dans le monde entier le prouvent tous les jours. Si vous souhaitez débuter une formation en kinésiologie, il conviendra d'être vigilant sur le savoir-faire et le savoir-être de vos enseignants, leur expérience professionnelle, leur éthique, et leur talent pédagogique. Dans ce domaine là aussi, il y a besoin de discernement. A vous de juger et de faire le bon choix.

Les difficultés d'apprentissage

Comme nous l'avons vu précédemment, la kinésiologie peut se pratiquer toute seule grâce à sa panoplie énorme d'outils d'intervention. Mais elle s'utilise également avec excellence en combinaison avec d'autres techniques ou disciplines.

Le secteur de l'apprentissage est un bon exemple. Ce thème aujourd'hui nous touche pratiquement tous, que se soit en tant qu'écolier, étudiant ou enseignant ou encore en tant que personne en formation continue dans l'entreprise. Et c'est en masse, dans la mesure où les exigences augmentent, que les troubles de l'apprentissage semblent se multiplier : problèmes de concentration, de mémoire, difficultés de raisonnement, de comprendre des instructions, hyperactivité, problèmes comportementaux, etc. Dans ce domaine, la kinésiologie dispose d'un arsenal d'outils efficaces, qui vous a été présenté.

Il y a bon nombre de cas de parents d'élèves qui se sont engagés dans une recherche pour apporter leur propre aide à leurs enfants par la kinésiologie. Ils ont suivi un ou plusieurs cours – souvent de Brain Gym – pour pouvoir travailler directement avec leurs enfants. Et beaucoup de ces personnes ont fait un pas de plus. Au lieu de restreindre leur savoir faire à leur propre famille, ils ont commencé à aider d'autres personnes, des amis, des voisins et parfois, une vocation est née. Je connais de nombreux exemples où ces personnes ont finalement décidé de suivre la formation complète afin d'exercer cette discipline en tant que profession principale ou secondaire.

Ceci représente pour ainsi dire « le côté non professionnel » de la kinésiologie. Par contre, il existe Dieu merci, un nombre sans cesse croissant d'enseignants, d'éducateurs spécialisés, d'orthophonistes, de psychologues, de psychomotriciens, etc., qui ont intégré la kinésiologie dans leur pratique quotidienne. Mais ils sont encore trop peu nombreux face à l'énorme quantité de travail qui nous attend.

Aucune des professions précitées n'est obligée d'abandonner ses principes, ses techniques, pour pratiquer la kinésiologie lorsque c'est nécessaire, ce qui montre sa complémentarité avec bon nombre de disciplines. Parfois il s'agit tout simplement de faire un test musculaire pour une évaluation rapide ou appliquer des processus kinésiologiques spécifiques qui s'intègrent à un moment donné dans le cadre d'un travail global et qui permettent au thérapeute d'avoir une approche plus holistique d'un problème.

La kinésiologie : le « Windows thérapeutique »

La kinésiologie peut devenir ainsi un véritable « Windows thérapeutique ». Les tests musculaires servent à accéder à tel ou tel « logiciel » technique pour mieux gérer le déroulement d'une séance de travail. Le praticien, surtout lorsqu'il est formé à plusieurs disciplines, dispose d'un cadre méthodologique lui permettant de mieux comprendre et répondre à la demande, et de proposer directement ou via des confrères un panel de solutions adaptées. Toutes les personnes qui ont adopté un tel fonctionnement deviennent de plus en plus performantes et élargissent de facto leur champ d'action.

Pour cette raison, la kinésiologie est enseignée, de manière spécifique, dans la plupart des écoles d'Ostéopathie. Un nombre impressionnant de kinésithérapeutes s'est formé entre temps à la kinésiologie et il en va de même pour les orthophonistes ou les infirmières. Peut être vous-même ou l'un des vos proches avez fait connaissance de la kinésiologie sans vous en rendre compte, parce qu'un praticien n'explique pas forcement tous les détails de son intervention à son patient. Et la kinésiologie ne figure pas (encore) sur les plaques professionnelles de tous ceux qui ont une formation dans ce domaine.

Quatrième partie

Les perspectives nouvelles

Chapitre 16.

L'heure des rapprochements

Honnêtement, j'ai été un peu embarrassé pour écrire ce nouveau chapitre. D'une part, parce qu'il y a eu tellement de nouveautés ces dernières années, qu'il m'était absolument impossible de toutes les décrire, ni même de les nommer. D'autre part, parce que tout ce qui est présenté avec l'étiquette « nouveau », que ce soit des stages, des formations, des livres, etc., n'est pas forcement nouveau et important. On voit notamment fleurir de nombreuses « branches » présentées dans le cadre de stages sous la dénomination « La kinésiologie et ceci », « La kinésiologie et cela », « La kinésiologie et ceci-cela ». Comme dans d'autres secteurs, il y a à boire et à manger. Ceci est évidemment un jugement tout à fait personnel. Mais dans l'ensemble, cette tendance montre bien à quel point la kinésiologie peut s'intégrer à d'autres approches. Si cela repose sur une démarche sérieuse, un recul suffisant, et apporte la preuve d'une vraie créativité, tant mieux pour l'essor et la crédibilité de la kinésiologie.

Depuis des années je m'intéresse énormément à la neurologie, la neuropsychologie, la neurobiologie, etc. Ce n'est pas un hasard. La période 1990 à 2000 a été déclarée décennie destinée surtout à la recherche sur le cerveau. Chacun a pu constater dans les journaux, les magazines et dans les revues spécialisées une recrudescence d'articles sur ce thème. Et les éditeurs n'ont pas chômé non plus.

Plus on s'intéresse à l'être humain, à ses capacités fantastiques mais aussi à ses problèmes parfois inimaginables, plus on se rend compte que le cerveau se trouve impliqué dans tout processus. On a découvert que le cerveau est composé d'innombrables modules avec des spécialisations stupéfiantes. Mais c'est seulement un aspect qui caractérise notre cerveau. Ces modules doivent communiquer, coopérer, se concerter.

Si vous voulez écrire ou lire un texte, faire du sport, gérer vos finances ou bricoler dans votre maison, vous avez sans aucun doute besoin de votre cerveau. Pour mieux comprendre, rentrons un peu plus en profondeur. Certaines personnes présentent des lésions cérébrales suite à des traumatismes ou des maladies. Cela se traduit par une perte plus ou moins importante de certaines fonctions. Prenons un exemple : une lésion dans le lobe frontal gauche au niveau de l'aire de Broca engendre en principe une aphasie expressive ou motrice qui se manifeste par des difficultés d'articulation, de choix des mots ou par l'impossibilité de donner un sens logique aux sons émis par rapport à la pensée qu'on souhaite exprimer.

Une lésion dans l'aire de Wernicke, située dans la partie postérieure du lobe temporal, est souvent associée à une aphasie réceptive ou sensorielle, qui s'exprime par une plus ou moins grande incapacité de comprendre la parole écrite ou parlée. Le scénario exact des symptômes est toujours très individuel comme les chances de récupération d'ailleurs. Une troisième forme d'aphasie (il en existe d'autres types) concerne la rupture de transmission des signaux entre l'aire de Broca et l'aire de Wernicke via le faisceau arqué.

Regardons ce qui se passe dans le cerveau quand on répète un mot entendu :

entrée : perception auditive

1. réception dans le cortex auditif primaire des signaux sonores (le mot entendu)

2. transmission des signaux du mot dans l'aire de Wernicke

3. interprétation du mot dans l'aire de Wernicke

4. décision dans l'aire de Wernicke de la répétition
5. transmission des signaux à l'aire de Broca via le faisceau arqué
6. activation des programmes moteurs spécialisés dans l'aire de Broca
7. transmission des signaux au cortex moteur pour la commande des muscles

   sortie : prononciation du mot

Ceci est une description très simplifiée (!) d'un acte banal : la répétition d'un mot entendu. Au travers de cet exemple, on peut appréhender plusieurs choses essentielles. Le cerveau abrite une multitude de centres spécialisés comme l'aire de Broca, le cortex visuel primaire, etc., avec des sous-spécialisations multiples. De toute évidence, ces centres doivent être opérationnels, sans lésion, sinon il y a une perte de la fonction.

Deuxièmement, ces centres ou modules sont connectés les uns aux autres par des « câbles » appelés faisceaux ou commissures. Le plus connu est sans doute le « corps calleux » qui lie l'hémisphère gauche et l'hémisphère droit du néocortex. Cette commissure, la plus grande du cerveau, représente quelques centaines de millions de fibres de connexion à elle seule. Des ruptures ou perturbations au niveau de la transmission des signaux produisent également des pertes de fonctions, temporaires ou définitives selon la nature du problème.

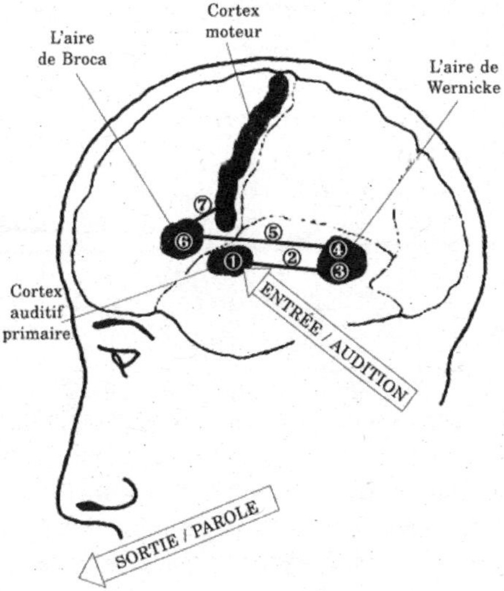

Répétition d'un mot entendu

Mais ce n'est toujours pas tout. Même si toutes les parties du cerveau et leurs connexions ne présentent aucune lésion, cela ne garantit pas encore une intégration cérébrale. De quoi parle-t-on ? L'exemple d'un orchestre symphonique va nous aider. Supposons que chaque musicien joue parfaitement juste mais un ou deux manquent leur entrée en commençant trop tôt ou trop tard – le concert est raté.

Cet exemple musical nous montre clairement ce qui se passe dans des situations de stress. Nous perdons notre intégration cérébrale sans avoir une seule lésion : on ne se souvient pas de la bonne réponse pendant un examen (si, on se souvient après, donc trop tard), on a un départ foudroyant pendant la finale des 100 m aux Jeux Olympiques, mais avant le coup de pistolet (deux fois de suite c'est l'élimination), etc. A chaque fois, c'est comme si le chef d'orchestre n'avait pas assumé son rôle de synchronisation, de concertation pour faire en sorte que l'activité souhaitée se déclenche au bon moment.

La plupart de nos problèmes pourraient être décodés d'après ce modèle : il s'agit bien d'une perte d'intégration cérébrale et non d'une lésion. C'est une forme de confusion neurologique, un problème de « timing » ou d'organisation. Le cerveau droit par exemple, se charge d'une tâche et laisse de côté le cerveau gauche ou inversement, le système limbique avec l'émotionnel contrôle une situation qui réclame plutôt l'utilisation du néocortex et la raison, ou ces derniers se mêlent des affaires du tronc cérébral et de sa gestion du métabolisme en pensant que « les sucreries ne sont quand même pas si mauvaises parce que tout le monde en consomme ».

Beaucoup de techniques nouvelles en kinésiologie ont comme but principal de restaurer l'intégration cérébrale. On a développé des instruments très sophistiqués d'évaluation afin de savoir si l'aire de Broca est fonctionnelle ou non. Elle est peut-être opérationnelle dans 98 % des cas, mais elle tombe en panne quand je dois faire une présentation devant un groupe de collègues.

Des kinésiologues comme Richard Utt avec la « Physiologie Appliquée » ou Charles Krebs avec le programme « L.E.A.P. » ont contribué considérablement au progrès général de notre discipline. Suite à leurs recherches et celles d'autres personnes, nous sommes maintenant en mesure de pouvoir accéder à des « phénomènes neurologiques », de faire des bilans – toujours par des tests musculaires – en utilisant des points d'acupuncture spécifiquement recodifiés en combinaison avec des modes digitaux comme porte d'entrée et en appliquant par la suite des méthodes de correction classiques ou nouvelles. Dans le même sens, des chercheurs comme Ian Stubbings avec « S. LP.S. » ont créé des systèmes de travail qui simplifient, synchronisent et rendent plus efficaces les différentes approches existantes.

Les résultats sont plus que prometteurs. Une collègue canadienne, Sue Maes, a fait de la recherche à l'aide d'un EEG (électroencéphalogramme). De cette manière elle a pu démontrer les effets de la kinésiologie sur le cerveau en direct. Il faut savoir que notre cerveau produit par son activité neurologique des « ondes cérébrales ». Leur fréquence varie d'une fraction de Hertz à plus de 50 Hertz. Les ondes cérébrales sont classées en ondes Alpha, Bêta, Thêta et Delta.

À chaque bande de fréquence correspondent des activités spécifiques comme la relaxation, le sommeil, la concentration, etc. Un cerveau en état « Alpha » ne sait pas se concentrer pour apprendre quelque chose et un cerveau en état « Bêta » est incapable de se détendre profondément. Les travaux de recherche de Sue Maes ont bien prouvé que des sujets en difficulté d'apprentissage ne produisent pas les bonnes ondes au bon moment. Elle a pu montrer qu'en utilisant des protocoles de kinésiologie, des exercices de Brain Gym par exemple, les ondes cérébrales changent immédiatement et, par voie de conséquence, les performances de la personne. Ces changements s'observent facilement à l'aide de l'EEG et constituent des preuves tangibles et scientifiques de la réelle efficacité de la kinésiologie dans les problèmes d'apprentissage.

À mon avis et pour clore ce chapitre, nous sommes rentrés dans une période de rapprochements entre des secteurs traditionnellement très éloignés la rencontre entre la recherche scientifique moderne avec tout son arsenal technologique permettant d'obtenir des données quantifiables, et l'empirisme des thérapeutiques traditionnelles comme l'acupuncture, la naturopathie mais aussi des techniques nouvelles comme la kinésiologie, la psychologie avec ses multiples facettes, la spiritualité bien enracinée, l'écologie et son respect pour le vivant, etc.

Une grande synthèse se dessine à l'horizon sans que cela annonce la fin des découvertes, bien au contraire. L'heure est à la synthèse. Il y aura bien des tremblements de terre intellectuels et émotionnels, car tout le monde doit lâcher un peu du lest appelé certitude. Pour pouvoir accepter un point de vue très différent, ou tout simplement le tolérer dans un premier temps, il faut une bonne dose d'intelligence émotionnelle. Notre monde, les sciences, les thérapies ne progressent pas très rapidement, non pas à cause d'un manque de ressources intellectuelles ou financières, mais plutôt par l'absence de cette intelligence du cœur qui permet la tolérance, la reconnaissance de ses propres erreurs et encourage le partage. Tout cela est le sujet d'un autre livre...

Bibliographie

BONAN, Kathy et COHEN, Yves, *La révolution de la médecine orthomoléculaire*, 1987, Paris, RETZ

CALAIS-GERMAIN, Blandine, *Anatomie pour le mouvement,* BP 43, 11190 Couiza, Éditions Desiris

DENNISON Paul E., et HARGROVE Gail E., *Personalized Whole Brain Integration,* 1985, Glendale, EDU-KINESTHETICS

DENNISON Paul, et DENNISON Gail, *Brain Gym,* 1986, Glendale, EDU-KINESTHETICS

DENNISON Paul, et DENNISON Gail, *Creative Vison, Workshop Manual*, 1985, Glendale, EDU-KINESTHETICS

DENNISON Paul, et DENNISON Gail, *Kinésiologie pour enfants*, 1989, Éditions Le Souffle d'Or

DENNISON Paul, et DENNISON Gail, *Whole Brain/Body Integration,* Glendale, EDU-KINESTHETICS

DENNISON, Paul E., *Kinésiologie, le plaisir d'apprendre,* 1988, Éditions Le Souffle d'Or

DIAMOND, John, *L'Énergie de Vivre,* 1996, Barret-le-Bas, Éditions Le Souffle d'Or

DIAMOND, John, *Le corps ne ment pas,* 1989, Barret-le-Bas, Éditions Le Souffle d'Or

FERNANDEZ, Daniel, et RAYMOND, Paul, *L'ostéopathie,* 1986, Paris, RETZ

GAUTHIER, Yves, *Les dents-lumière*, 1989, Genève, Éditions Vivez Soleil

GOODRICH, Janet, *L'art de mieux voir*, 1997, Éditions Terre Vivante

GUYTON, Arthur, *Anatonoinie et Physiologie du Système Nerveux,* 1989, Paris

HAMPDEN-TURNER, Charles, *Maps of The Mind,* 1981, Londres, Mitchell Beasley Publishers

HANNAFORD, Carla, *La Gymnastique des neurones*, 199, Paris, Éditions Granger

LINGLET, Francis, *Les troubles de l'appareil manducateur,* 1995, Limoges, Éditions Roger Jollois

MAHONY, Frank, *Hyperton-X 1/2* et 3/4, *Workshop manual*

ROISSAINT, Alexander L., *Ganzheitliche Zahnheilkunde,* 1985, Heidelberg, Haug Verlag.

SCHASFOORT, Coby, *Regard sur la dyslexie, regard sur la difficulté d'être,* 1988, Bruxelles, Better Living Éditions.

SCHATZ, Alfred, et LESCH, Mathias, *Angewandte Kinesiologie, Kursmnappe.*

SCOTT, Jimmy, « Allergies cachées l'approche énergétique » in *Nutrition Évolutive,* N° 6 – 1989

SCOTT, Jimmy, *Vaincre ses allergies en quelques minutes,* 1989, Paris, Guy Saint-Jean Éditeur.

SELYE, Hans, *Stress Without Distress,* 1988, Piper

SPRINGER, Sally, et DEUTSCH, Georg, *Cerveau gauche, cerveau droit,* 2000, Paris, De Boeck Université

STOKES Gordon, et WHITESIDE, Daniel, *Louder Than Words,* Burbank, Three in One Concepts

STOKES Gordon, et WHITESIDE, Daniel, *Under the Code,* 1985, Burbank, Three in One Concepts

STOKES Gordon, et WHITESIDE, Daniel, *Advanced One Brain, Dyslexia : The Emotional Cause,* 1985, Burbank, Three in One Concepts

STOKES Gordon, et WHITESIDE, Daniel, *One Brain,* 1984, Burbank, Three in One Concepts

STOKES Gordon, et WHITESIDE, Daniel, *Structural Neurology, Workshop Manual,* Burbank, Three in One Concepts.

THIE, John F., *La santé par le Toucher,* 1983, Éditions des Sciences Holistiques

TOPPING, Wayne, *Stress release* et *Balancing the Body's Energies,* publié par l'auteur.

WALTHER, David S., *Applied Kinesiology, The Advanced approach to Chiropractic*, 1976, Pueblo (Colorado), Systems DC.

WEBER, Gunthard, *Les liens qui libèrent,* 1998, Paris, Édition Grancher

WILBER, Ken, *Une brève histoire de tout*, 1997, Éditions De Mortagne

WILBER, Ken, *Les trois yeux de la connaissance,* 1987, Paris, Éditions du Rocher

WILBER, Ken, *No Boundaries*, 1979, Boulder, Shambhala

Collectif, *Petit Larousse de la Médecine*, 1982, Paris, ed. LAROUSSE

Le site internet des éditions
Le Souffle d'Or

Une contribution unique dans l'essor du développement personnel dans les pays francophones

Venez découvrir l'univers que nous avons créé à votre attention :

- des **informations** très complètes sur les livres, les jeux et les musiques (*Le catalogue*). Vous pouvez les acheter chez votre libraire habituel ou en ligne (*La boutique*)
- une extraordinaire occasion d'échanger avec les personnes qui partagent vos valeurs : rejoignez les discussions sur le **forum, partagez vos expériences et faites des rencontres inattendues** (*L'espace échanges et rencontres*)
- des **actualités** précises et ciblées (*L'actualité*)
- la présentation complète des activités et de l'équipe des éditions Le Souffle d'Or (*Qui sommes-nous ?*)
- une sélection des meilleurs sites Internet qui œuvrent avec nous en faveur de l'esprit réseau (*Les sites en synergie*)

Vous venez de lire un livre des éditions Le Souffle d'Or. Il vous a touché ? Écrivez à son auteur. (Son adresse e-mail et/ou son site internet sont accessibles par la boutique/descriptif des livres – cliquez sur le nom de l'auteur.)

www.souffledor.fr

ifka

Institut Français de Kinésiologie Appliquée

IFKA

La garantie de l'expérience

Depuis plus de 20 ans, l'IFKA développe un concept de formation qui se caractérise par un professionnalisme de renom en France. Nous sommes fiers d'avoir acquis, au fil des années, la réputation de dispenser, avec une pédagogie exemplaire, un enseignement clair et bien structuré.

Freddy Potschka, pionnier de la Kinésiologie en France, fondateur et directeur de l'Institut Français de Kinésiologie Appliquée, possède une longue expérience internationale dans ce domaine mais également dans d'autres disciplines des sciences du corps.

Constanze Potschka-Lang a introduit en France l'approche des Constellations Familiales, elle est directrice de Arte Systemica et auteure de deux livres de référence dans cette discipline. Elle contribue, par ces compétences multiples, à la richesse des formations IFKA.

Depuis 2006, l'IFKA est en outre agréé par ASCA International, ce qui permet aux clients des Kinésiologues-IFKA d'obtenir des remboursements de séances par les mutuelles affiliées.

155-157 cours Berriat - 38028 Grenoble Cedex 1
Tél. : 04 76 70 3 24
e-mail: infi@ifka.com - http://www.ifka.com

Achevé d'imprimer
par l' imprimerie Vasti-Dumas
Dépôt légal : octobre 2008
N° imprimeur : 08-08-0094

Imprimé en France